テキストブック児童精神科臨床

井上勝夫 INOUE Katsuo

日本評論社

はじめに

この数十年で（児童）精神科臨床も子どもの心理臨床もずいぶん様変わりしたように感じるのは筆者だけであろうか。1990年前半に提唱された根拠（エビデンス）に基づく医療evidence-based medicine（EBM）が、身体疾患のみならず、（児童）精神医学や心理臨床にも広がり浸透するのを目の当たりにした。EBMが良心的に、分別をもって利用されたなら、患児やクライエントへのメリットは非常に大きいだろう。児童精神医学でも主にEBMの情報を集積した専門誌の特集号や国内外の教科書が出版されるようになった。EBMの実行に欠かせないアップデートの検索も、インターネットの普及によって極めて簡便になった。様々なマニュアルも作成され、中でも首座を占め権威あるとみなされる診断のための手引書の存在感は巨大である。大学の心理学科の講義で、その診断基準の丸暗記を学生に求める教員もいるときく。まさしく、新たな精神医療と心理臨床文化の普及と浸透である。

　ところが、である。こんなやりとりを間接的に耳にしたことがある。

患児の保護者：このあいだ処方していただいた薬があまり効かないみたいなんですよ。

児童精神科医：え？ そうですか？ アメリカの論文では有効性が示されているんですよ。

保護者：　　　……。でも、先生、どうしても効き目があると私には思えないんです。

児童精神科医：おかしいですね。薬は間違いなく飲めていますか？

保護者：　　　はい。

児童精神科医：本当ですか？

保護者：　　　本当です。子どもは私の目の前で間違いなく毎日薬を飲んで

います。

児童精神科医：困りましたね。

保護者：　　　……。

　ここには、いくつもの陥穽がある。まずは、EBMの批判的吟味である。治療者はEBMの賢い使用者であるべきで、EBMの下僕ではない。そして、最も重要なのが、批評的に吟味したEBMの情報・知識をどのように患児、クライエントに適用するかどうかの、臨床の知恵と経験に基づいた判断と、やりとりに満ちた対話である。

　問題はそればかりではない。困ったことに、ときにEBMの情報は覆されることがある。現実はまことに隙だらけで、実践はつねに落とし穴だらけである。にもかかわらず、このような点を指摘する医学書を目にすることはほとんどない。かの存在感のある精神医学診断の手引書にも、そのような注意喚起は十分には記載されていない。手引き書に基づいた質問の仕方をコンパクトにまとめた書籍も散見されるが、臨床現場でなされるのは一方的な質問と返事ではなく、対話である。さらに言うと、児童精神科の臨床での対話の仕方を取り上げた教科書にはお目にかかったことがない。

　そんな問題意識から、本書の執筆を考えるに至った。まず、知識編として、第1章では、診察（面接）で何を聞くかと何を問うか（精神現在症の評価）を手厚く説明した。ところどころに、“スクールカウンセリングで”と題した記事も挿入した。本書は、児童精神科医だけでなく、子どもの心を扱う小児科医や心理臨床の専門家にも読まれることを意識している。共通して役立つことは多いはずだ。第2章では、どう考えるか（鑑別診断）を一通り説明した。つぎに、実践編として、第3章では初回面接、第4章では診察・面接に役立つ留意事項、第5章では介入・治療の考え方をとりあげた。そして、補遺として、児童精神科臨床、心理臨床で注意すべき数々の言葉を集めた。これは、なかなかユニークで、実践的なものになっていると思う。

　重要な内容の説明には独立したコラムを設けた。さらに、筆者の自問自答や

書籍を通じて考えたことをモノローグ（私見）として書いた。そこでは、大胆に操作主義にも言及している。また、これまで筆者が臨床の仲間と語りあった数限りない対話の中から印象深いものを許可を得て、こちらはダイアローグと題して取り上げた。対話によってこそ、物事の理解が深まり、創造に至ると示したかったからである。

本書を通して読んでいただければ、より血の通った評価と児童精神医学診断、見立てやアセスメントが何かを体得していただけると信じている。さらに、これは誇大な表現と笑われるかもしれないが、かの巨大な精神医学診断マニュアルには記されていない、かの本を賢く使用するための大事な前提を理解いただけるのではないか。

臨床は、人と向かいあう営みであり、そこでは対話がなされる。これは、どんなに精神医学の概念や診断体系が更新されても、古くからこの先まで、永久に変わらない。本書が対話実践の一助になれば、幸いである。

　見ぬ世まで　思ひ残さぬ　ながめより　昔に霞む　春の曙
（六百番歌合　一一七番　左　左大将藤原良経）

　おもひ出でば　同じながめに　かへるまで　心に残れ　春の曙
（同　一一八番　右　前大僧正慈円）

2017年2月3日　筆者

はじめに　003

I 知識編
第1章　精神現在症の評価　012

Introduction　面接と本章のねらいとの関係　012

1.1　精神現在症評価の必要性と評価順序　014

　　1.1.1　問うべきことを問える診察・面接　014

　　1.1.2　精神現在症評価のメリット　019

　　1.1.3　精神現在症評価の評価順序　021

1.2　概観　023

1.3　意識　025

1.4　見当識　033

1.5　知能・記憶　036

1.6　知覚　043

1.7　思考　052

　　1.7.1　思考形式の異常　054

　　1.7.2　思考内容の異常　056

　　1.7.3　思考体験の異常　060

　　1.7.4　強迫思考と強迫行為　060

1.8　気分・感情　064

　　1.8.1　主に量的な気分の異常　068

　　1.8.2　主に質的な気分の異常　070

　　1.8.3　不安と恐怖　071

1.9　意欲・行動　077

　　1.9.1　意欲・行動の主な症候　079

　　1.9.2　行動の考え方の原則　081

1.10　自我意識　087

1.11 疎通性、病識・病感、希死念慮、その他（注意） 091

　1.11.1 疎通性 091

　1.11.2 病識・病感 091

　1.11.3 希死念慮 092

　1.11.4 その他（注意） 095

1.12 精神現在症評価の実際 097

　1.12.1 学校をさぼっているとみなされた高校生男子 098

　1.12.2 異常な行動をしている知的な遅れのある特別支援学校中等部2年の女子 100

　1.12.3 心理検査中に不可解な様子をみせた小学2年生 103

　1.12.4 授業中の教室で自分のオナラがとても気になるという中学2年生女子 104

　1.12.5 学校を休みがちになった高校生男子 107

　1.12.6 声が聞こえて苦しいという高校生女子
　　　　——すでに他院で抗精神病薬が処方され内服している 111

第2章 鑑別診断 125

2.1 精神疾患診断の伝統的な鑑別順序 125

2.2 ICD-10・DSM-5と鑑別診断 130

　2.2.1 ICD-10を利用した鑑別診断 130

　2.2.2 DSM-5での鑑別 133

Ⅱ 実践編
第3章 初回面接 140

Introduction 面接と本章のねらいとの関係 140

3.1 面接以前 142

3.2 主訴の考え方 148

3.3 家族歴について 150

3.4 既往歴の確認 153

3.5 生活歴・生育歴・発達歴について 155

3.6 現病歴のまとめ方　157

3.7 近況の把握　163

3.8 要望の確認　166

3.9 意見の伝達　174

第4章　診察に役立つ留意事項　181

4.1 言葉の感触を味わう　181

4.2 "わかる"の様々な水準　182

4.3 時間の単位を使いこなす　188

4.4 事実と解釈の区別　190

4.5 問診における工夫の追加事項　191

第5章　介入・治療の考え方　197

5.1 介入・治療の多層性　197

5.2 「治療」の言葉の呪縛　202

5.3 操作的診断基準・EBMと治療の関連　204

補遺　臨床分水嶺日本語小辞典　215

あとがき　227

索引　229

目次　009

01 「意識」の様々な意味　031
02 記憶の分類　042
03 感覚・知覚・表象・対象　050
04 被害感と対人距離　062
05 子どもと空想　063
06 恐怖に関わるまぎらわしい用語　074
07 自己効力感、ユーストレス　086
08 自我のあれこれ　089
09 子どもの証言能力　119
10 臨床におけるヒューリスティックとバイアス　134
11 少数派課題と狭間・境界課題　187
12 クレーム対応　194

01 治療者の見当識は大丈夫?　034
02 崩れゆく強迫の概念　063
03 易怒的気分 irritable mood　074
04 insight into disease は患者だけのもの?　096
05 対話する脳　136
06 操作主義は人を人でなくする!?　206
07 モノとコトとシルシ　224

01 身体症状を伴わない不安　076
02 自我意識の障害とスターン Stern D の中核自己感　088
03 自閉スペクトラム症の中核症状は何?　116

Ⅰ 知識編

第1章
精神現在症の評価

Introduction 面接と本章のねらいとの関係

―――中学2年男子と母親、診察室で

母親：　この3か月、毎朝学校に行くのを嫌がるんですよ。何か原因がある
　　　　のってきいても何も答えないし。こういうの、うつ病っていうんで
　　　　すか？　私が叱って何とか学校に行かせているんですけど。

患児：　……。

―――面接の進展がないので、患児のみと診察

診察医：学校に行くと、何かあるのではないですか？　何もなくて学校に行
　　　　きたがらないってなかなかないと思うんですよね。学校に行くと、
　　　　どうなるんでしょう。

　　　　　　　　→（登校しぶりという）行動には必ず何か背景がある［1.9 意欲·行動］

患児：　怖いんです。

診察医：え？　怖い？　何か怖いことがあるんですか？

　　　　　　　　　　　　　　　→恐怖には特定の対象がある［1.8 気分·感情］

患児：　はい。周りの人の目です。

診察医：もっと詳しくお話しできます？

患児：　教室にいると、悪口を言われるんです。

診察医：え？　悪口？

患児：　はい。僕をいじめる人たちが悪口を言うんです。

診察医：ああ、そう。それは辛そうだね。教室以外では？

患児：　ないです。今のクラスでだけです。

　　　　　　　　→身近な人への被害感は事実かもしれないし被害念慮かもしれない

　　　　　　　　　　　　　　　［column 04 被害感と対人距離］

診察医：悪口は、ささやき声？

患児：　はい。ひそひそ声ですけど、僕には聞こえます。

診察医：どっちから?

患児：　席の後ろの方から。いじめてくる人の席がみんな僕の後ろだから。

→「頭の中で聴こえる」なら偽幻聴［1.6 知覚］

診察医：悪口以外に、何か辛い目にあっていませんか?

患児：　物を隠されるんですよ。教科書とかノートとか、上履きとか。

診察医：いつから?

患児：　3か月前頃からです。最初は他の子がいじめられてて、かわいそうと思ってかばったら、今度は僕がいじめられるようになっちゃって……。

診察医：そう。いじめはずっと続いているの?

患児：　はい。昨日も……(泣く)。

診察医：悔しい?

患児：　(うなずく)

診察医：誰かに相談したことある?

患児：　ないです。親にも先生にも言うなって、口止めされています。

診察医：ああ、そう。もし、あなたのお母様が知ったらどうなりそう?

患児：　学校にすぐ苦情を言いに行くと思います。そうなるといじめが酷くなりそうです。

診察医：そっか。話してくれてありがとう。何か上手い作戦を練る必要があるね。

患児：　はい。

1.1 精神現在症評価の必要性と評価順序

1.1.1 問うべきことを問える診察・面接

　精神科の臨床において最初に大切なのは**精神現在症mental status**（現象学phenomenologyともいう）の評価である。精神現在症とは何か。それは、精神症状を、意識、知的機能、知覚、気分などいくつかの項目に分けて、異常の有無や内容を評価することをいう。しかしながら、児童精神科領域のテキストをめくっても、精神現在症を評価することの重要性について触れているものには、なかなかお目にかかれない。成人を対象とする精神科領域の成書ならば、必ず書かれていることなのに、大違いである。むしろ、児童思春期こそ精神現在症を把握することが重要であると、ここで強調しておきたい。

　たしかに、児童精神科臨床は乳幼児から17歳頃までの幅広い年齢の患児を対象にしているので、特に低年齢の子どもの場合などでは精神現在症の評価に一定の限界があるだろう。また、児童精神科医が、精神科医としての専門医の資格取得を前提としているシステムが構築された国では、精神科臨床の基本である精神現在症をわざわざ児童精神科臨床のテキストで取り上げる必要はないのかもしれない。しかし、だからといって児童精神科臨床で、精神現在症の評価を軽視、あるいはまったく無視していいということにはならないはずである。大人の患者を対象とする一般精神医学の成書の総論では精神現在症が必ず触れられている。精神科臨床の基本だからである。児童精神科臨床では、特に思春期・青年期の患児の精神症状の評価と診断に精神現在症の評価は非常に重要になる。なぜなら、いわゆる思春期心性（思春期の発達段階ならではの心の状態）そのものが複雑であるし、しかも、大人にみられる様々な精神疾患が発症する可能性のある時期でもあるためだからである。しかし、筆者の経験の範囲内では、児童精神科臨床の症例検討に参加しても、精神現在症を一通り記載しているレジメを目にすることはなかなかない。とても残念に思う。精神現在症についての提示がまったくないままプレゼンテーションされた症例に関する議論の途中で、参加者の誰かが突然思いつきのように「気分障害の可能性はない？」「幻

聴はない？」などと質問すると、議論の流れが淀み始める。そして、深まりをみせていた議論がすぐに浅くなるので、とてもつまらない。これでは、症例提示者のためにも、症例検討会の参加者のためにも、そして、ゆくゆくは患児やその保護者のためにもならない。児童精神科医たるもの、ぜひ患児の精神現在症は自分から提示できるようでありたい。心を扱う小児科医もなるべくそうであってほしい。

　スクールカウンセリングにおいても、精神現在症の基礎知識は欠かせない。中高生のクライエント本人の心理状態をアセスメントするときに、この作業はやはり重要である。心理臨床では、傾聴を通じた受容と共感がよく強調される。これはまったくその通りである。しかし、考えてみれば、傾聴の面接のみで回復するような健康度の高い事例は、そもそもスクールカウンセラーに紹介されることはないであろう。心理面接ならば、面接室という比較的小さな場に収まっている。ところが、スクールカウンセラーに求められる課題は非常に幅広い。事例の外的な現実生活と内的な心のありようの把握、そして、アプローチの具体的なポイントの焦点付けが求められるだろう。さらに、担任教師や保護者との面接を通じた、間接的な情報による事例のアセスメントと対応が求められるなど、複数の関係者が登場してくることも少なくない。場合によっては、心の状態よりも現実的な課題を優先し、具体的な助言を与えたほうが、解決が早いこともありうる。この場合、実態は心理面接というよりケースワークに近い。さらに、クライエントの医療の必要性に関する意見も求められる。この場合、行っていることの実際はほぼクリニックのインテーク面接と重なると言えるだろう。このように、スクールカウンセリングの実務は、傾聴を通じた受容と共感のみで通用する内容ではない。筆者の中学校でのスクールカウンセリングの経験や、スクールカウンセラーとの事例検討会でつくづく実感していることである。スクールカウンセリングにおいては、「傾聴」に加え、クライエントやその関係者に「何を問うか」が求められる。そして、クライエントへの医療の必要性を論じるには、精神現在症についての知識が大変役に立つ。スクールカウンセリングにおいて医療へ橋渡しする際の決まった手順や判断方法がない現状

では、精神現在症についての知識が大いに役立つだろう。

傾聴の面接と、問うこともする面接との違いを以下に示す。

中学1年の男子生徒、不登校傾向。学校の面談室でのスクールカウンセリング

傾聴の面接

スクールカウンセラー(以下、SC)：最近、どんな感じですか?

生徒(以下C)：朝、なかなか起きられなくて。

SC：起きられないんですね。

C：そうなんです。起きられないんです。だるいんです。ぼーっとします。

SC：そう、ぼーっとするんですね。

C：起きないと、親が怒るんです。うざいです。

SC：親から怒られると、うざいと思うんですね。

C：そうです。頭にきます。親は僕のこと、わかってくれないんです。

SC：親はわかってくれないんですね。

C：そう。ここでは、自分のことを話せるから安心します。今くらいの放課後の時間だと、こうやって学校に来られます。まあ、友達とかの目も気になりますが。

SC：放課後学校に来られるのはいいけれど、友達の目も気になるんですね。

C：そうです。気になります。あの、カウンセラーの先生に質問したいんですけど。

SC：質問があるんですね。

C：僕は、どうすればいいんですか?

SC：どうすればいいか困っているんですね。

C：困っています。どうすればいいんですか? アドバイスしてください。

SC：アドバイスが欲しいんですね。

問うこともする面接

SC：最近、どんな感じですか?

I 知識編
第1章 精神現在症の評価

017

C: 朝、なかなか起きられなくて。

SC: 起きられなくて、困っていますか?

C: 焦ってます。勉強が遅れるのも気になるし、学校で友達に会えないのもさびしいです。

SC: 朝起きられないことについて、もっと詳しくお話できますか?

C: 朝、目は覚めるんです。でも、なかなか起き上がれないんです。

SC: 大変ですね。起き上がれないっていうのは、体の不調ですか? 心の不調ですか?

C: 自分でもよくわからないんですよ。親から起きろって叱られると、とてもうざいです。

SC: ここ大事なので、よく思い出してくださいね。朝、目が覚めると、気持ちが沈んでいませんか? 何もしたくないとか、何をしてもどうせ楽しくないと感じるとか。

→ここで精神現在症の気分・感情を評価

C: そんな気もしますが、よくわからないです。

SC: それとも、起き上がると気持ちが悪くなるとかはありませんか?

C: あ、そうです、それそれ。とても気持ち悪いんです。クラクラします。

SC: クラクラっていうのは、急に立つとめまいがするということですか?

C: そうです、その通りです。歩いてトイレに行くのも大変です。

SC: え? トイレに行くのも大変?

C: そうです。だって、めまいがすごいんです。トイレに行こうと思って立ち上がると、グラグラするんです。体調さえ良ければ学校に来たいんです。まあ、授業とか勉強は正直めんどうですけど、友達と会いたいし、部活で卓球もしたいし。夕方は体調が良くなるから、親からさぼりだって言われるんです。やる気がないとか、不真面目とか。

SC: ああ、そうなんだ。やる気はあるけど、朝の体調が悪くて本当に困っているんですね。

C: そうなんです。どうするといいんでしょうか。

SC: 朝の体調のことをお母様からもお聞きしたいです。もしかしたら病院で診察を受けるといいかもしれません。私は週1回しか中学校に来られませんので、保健室の先生や担任の先生に、今日の大事なお話の内容を伝えていいですか？　理解してもらっておいたほうがいいと思いますよ。お母様と毎朝けんかしなくてもよくなるかもしれませんよ。
C: じゃ、お願いします。

　児童精神科臨床で聴取すべき事項である主訴、家族歴、生活歴、発達歴、現病歴などは第3章にゆずり、本章では精神現在症の評価に的を絞って説明する。まずは、系統立った精神現在症の評価方法を明示し、児童精神科臨床や子どもの心理臨床場面で患児（クライエント）あるいは保護者に問うべきことは何かを明確にしておきたいからである。必要なときに、概観（外観）、意識、見当識、知能・記憶、知覚、思考、気分・感情、意欲・行動、自我意識、疎通性、病識・病感、希死念慮について一通り（または、要点を）質問し、評価するのである。これができれば、児童精神科臨床なら診断・鑑別診断と治療方針が決定できるし、スクールカウンセリングなら医療の必要性の判断も含めた種々の対応を計画するのにより迷わずにすむ。大事な臨床課題を見逃さずにすむことも期待できよう。小児科医ならば、児童精神科医に紹介する判断にそれほど悩まずにすむかもしれない。

　筆者は、児童精神科臨床、精神科臨床、心理臨床、小児科臨床の溝を埋めたいと願って止まない者の一人である。この溝を埋めるのに必要なのが、精神現在症の評価なのである。

　1.2以降、精神症候学に関して詳しく説明する。専門用語が多く、すぐにはなじみにくかったり理解しにくいかもしれない。その場合は、1.12 精神現在症評価の実際に先に目を通しておくことを勧める。

　子どもの心を扱う専門職として患児（クライエント）に適切に対応するためには、まずしっかりとした評価が必要である。そのために様々な情報を集めることになる。その中で、症状をよく把握することが何より大切なこともある。精神状態の把握のためには一定の厳格な症状の読み取りが必要である。物事を理

I 知識編
第1章 精神現在症の評価

解することとは、すなわち、人にわかるよう説明できることでもある。患児に
チームで対応するときには情報の共有が必要である。保護者をチームの一員だ
と見立てることもできる。そのためにも、伝えられる言葉（正確な専門用語、およ
び、それを平易にしたわかりやすい言葉の両方）で患児を把握しておくことが非常に
重要なのである。

1.1.2 精神現在症評価のメリット

　ここで、精神現在症評価のさらなる利点を示しておきたい。

　児童精神科臨床あるいは子どもの心理臨床の目的は、患児と保護者の苦痛の
軽減や日常生活場面での精神保健の質の向上であり、治療・介入はその手段で
ある。治療・介入（または、手立て）の方針を立てるためには、診断フォーミュレ
イション（または、見立て）が必要になる。標準化された診断体系・診断基準に依
拠して臨床研究が進み、治療に関する一定の指針が明らかになることに価値が
あるのは言うまでもない。ところが、すでにこの段階で診断面接（アセスメント）
の意義が少しだけ、しかし、決定的に分かれ始める。ここで、そうした違いが
際立った内容の文章を引用したい。「個々の面接の過程で、医師は患者が何に
苦悩しているのかをつまびらかにしていく。このとき医師は、患者に対し感情
移入的な姿勢をもち、患者との作業同盟（working alliance）を結ぶ。その上で、
患者の当面抱えている問題の確認を進めていかなければならないが、それを容
易に行うためにも、系統立った方法をとる必要がある」[01]。「初回の精神医学的
面接の主要な目的は診断基準に沿って診断を確立するための情報を得ることで
ある。この過程は疾患の経過と予後の診断に有用であり、治療方針を決定する。
優れた精神医学的面接は、精神科医と患者の協力によって、その疾患について
生物心理社会的（biopsychosocial）な面から多次元的に理解し、患者中心の治療
計画を展開するために必要な情報を提供する」[02]。前者と後者の違いは、患者
の苦痛の性質を詳しく理解するか、患者の疾患が診断基準の何にあてはまるか
という点である。もっと端的には、診断面接において目の前の患者の個別要素を重
視するか、診断体系に反映されるような共通要素を重視するかの違いと言えよう。

この種の対立について検討するときは、両極端なケースを想像してみるとよい。面接者の主観を一切排除し個別要素だけで面接を進めるとしたら、面接者は何も言わず何も問わずに、患者（クライエント）が自発的に話すのを聞くだけになる。究極のオープン・クエスチョン、あるいは、問わず語りの聞き手である。ところが、これは素人でもすぐにできる。専門職にある者ならば、患者（クライエント）に問うべきことをあらかじめ用意しておかなければならない。一方、共通要素だけで面接を進めるとしたら、問うべきことのすべてがあらかじめ決められているので、面接者は診断マニュアルを読み上げ、患者（クライエント）への質問に徹するだけということになる。究極のクローズド・クエスチョン、あるいは、患者（クライエント）の自発的な語りをほとんど許さない面接である。これもまた、マニュアルさえあれば素人でもできるものだろう。もしかしたら、質問者がヒトである必要すらなく、コンピュータで事足りるかもしれない。だから、専門職にある者は、患者の自発的な語りに任せる態度と、適宜質問してその答えを聞き出す姿勢の両方が求められるのである。つまり、目の前にいる患者（クライエント）の個別要素に注目する眼差しと、臨床研究から体系化された一定の共通要素と照合する視点の両方を、併せ持たねばならない。だからこそ、診察・面接で何を問うかが大切になる。そのときに役立つのが精神現在症の評価だといえる。精神現在症を一通り確認し、また特に注目すべき現在症を詳しく評価する作業を通じて、患者（クライエント）の共通要素と個別要素の両方を汲むことができるだろう。

　臨床研究を目的とする場合、定式化された質問や行動観察評価方法がよく用いられる。そして、その信頼性と妥当性の一定の検証がなされた論文が多く公開されている。しかし、そうした定式化した問いかけには、思いがけない落とし穴が待ち構えていることも少なくない。臨床は、統制のとれた研究よりずっと複雑だからである。たとえば、高齢者の認知症の評価スケールを考えてみよう。「ある得点以下なら認知症を疑える」ということになっているが、そう言い切るためにはいくつかの前提が必要であることは誰でも気づくだろう。本来は使用にあたっての但し書きがほしいくらいだ。筆者がすぐに思いつく前提は、

Ⅰ　知識編
第1章　精神現在症の評価

評価を受ける患者に意識障害がないこと、生得的な知能の発達の遅れがないこと、統合失調症などによる思考の異常がないこと、回答に支障が生じるような気分の異常がないことである。つまり、本来ならば「この評価スケールは、患者に視力・聴力障害、意識障害、統合失調症などによる思考障害、うつ状態、児童期からの知的障害、非協力や虚偽の回答でないことを確認しつつ、認知症の評価に用いよ」といった但し書きがついていてもおかしくない。だいたい、前提（何かを推論するときに、ある結論が導き出される根拠となる条件）に触れられていないものは、えてして危うい。知識が伝えらえていくうちに、大事な前提が抜け落ちるのはよくあることである。そうなると、何らかの手段でその欠落を補う必要が生じる。精神現在症の知識は、その欠落に気づくのにも役立つであろう。

　ただし、精神現在症の評価に拘泥すると、いくつかのデメリットも生じると思われる。児童精神科臨床では、あまりに低年齢の子どもには不向きであろう。それが何歳以下なら妥当か、何歳程度の発達水準かを簡単に述べることは難しい。少なくとも、大人の精神科臨床で培われた精神現在症の評価をそのまま幼児に当てはめるのは無理があるように思われる。また、日常診療においてすべての患児に対し、精神現在症の評価を行うのは時間がかかりすぎる。つまり、効率性の問題である。さらに、精神現在症の評価を機械的に行うのは、ぎこちない診察（面接）、あるいは侵襲的な問診になる可能性がある。よって、精神現在症の知識は大切であるが、専門家として臨床で上手く使いこなすにはトレーニングが必要である。知識を持っていることと使いこなすこと間には、大きな距離があるのが常である。精神現在症評価の実際については、本章の1.12で触れる。

1.1.3　精神現在症評価の評価順序

　さて、困ったことに精神医学の成書を眺めると、触れられている精神現在症は、記載順序はまちまちである。さらに、評価順序まで明記している書籍にはなかなか出会えない。

　いったい臨床の実践ではどんな順序で精神現在症を評価すればよいのであろうか。内科医のために書かれた書籍[*03]から筆者なりに整理すると、先に述べた、

概観（外観）、意識、見当識、知能・記憶、知覚、思考、気分・感情、意欲・行動、自我意識、疎通性、病識と病感、希死念慮の順序が最もよさそうである。

　その理由を飲み込んでもらうために、ここで、ふたたび極端な状況を想定してみよう。保護者などの同伴者が誰もおらず、目の前にいるのは中高生らしき患児である。詳しい事前情報はほとんどない。頭部画像検査、脳波検査、血液生化学検査、髄液検査など身体医学的検査では明らかな異常はないとしよう。あるいは、そのような医学検査が実施不可能な状況でもかまわない。ひとまず、大まかな観察される様子（概観あるいは外観）はすぐに把握できたとしよう。そして、「どうしました？」と問いかけ、どんな反応が返ってくるかに注目することになるだろう。次が問題である。「何か不安ですか？」「気分はどうですか？」などと問いかけて、回答を待ってもよいかもしれない。気分の評価である。ただし、どのような返事が返ってきたにせよ、もし意識が混濁していたのなら、その返事の信憑性は相当低い。また、仮に意識が清明であったとしても、知能・記憶が障害されていたら同じことである。さらに、どちらも問題ない場合でも、知覚に異常があったとしたら、そのために回答が修飾されているかもしれない。

　このように考えると、先にあげたように、概観（外観）、意識、見当識、知能・記憶、知覚、思考、気分・感情、意欲・行動、自我意識、疎通性、病識と病感、希死念慮の順番で精神現在症を評価するのが、最も実用的だと考えられるのである。1.2以降で、この順序に沿って種々の精神現在症を説明する。

　ここでちょっと付け加えておこう。本書は児童精神科や子どもの心理臨床での実践を目的としている。したがって、いくつかの優れた専門書[04][05][06]を参考にしながらも、各現在症の概念といった厳密な定義や、その歴史的背景に踏み込むことはしない。そうしたことは脇に置いて、実践的な作法に絞って、修正を加えつつなるべく平易に説明することにした。また、精神現在症の項目のまとめ方も立場によって違いがみられる。本書では、異論を恐れず臨床での利便性を考慮して、大胆にまとめ直した。精神症候学を詳しく学びたいときには、それらの専門書に戻り、学識と見識を高めてほしい。

　最後に、次の節に踏み込む前に、とりあえず、用語を押さえておこう。**徴候**

signとは、臨床医によって観察される客観的現象である。客観的といっても、実は臨床医の主観が強く入り込むことがある。**症状symptom**とは、患者によって述べられる主観的体験である。ただし、述べられない多くの症状が患者の中に秘められていることもある。なお、**症候群syndrome**とは、認識可能な状態として同時に起こる一連の徴候と症状のことをいう。

1.2 概観

　精神現在症を評価するためには、まず「概観」を描出できることが必要である。**概観**(外観)**aspect**とは、診察場面における患者の全体的な様子のことである。概観は大きくふたつの要素に分けられる。静的な要素と動的な要素である。静的な側面には、身長や体重や体格、服装、所持品などがある。動的な側面には、診察室(面接室)への入室時や、診察・面接中、終了時の行動、また同伴者や面接者とのやりとりの様子などがある。観察したことを所見のひとつとして記述する。精神現在症を記載するという作業は、患者(クライエント)というひとまとまりの存在を、あえて複数の項目にいったん分けて評価することである。分けることで評価は精緻になるが、どうしても断片化するので、まず概観で全体的な様子を記述しておくことで、全体像をはっきりさせたい。他の医師や心理職が診療録(面接記録)を読んだときに、患者(クライエント)のおおまかな様子を思い描きやすくなる。生き生きとした内容を、自由に記述することが求められる。それが貴重な情報になるのである。

　たとえば、児童の患者(クライエント)であれば、以下のようになる。

　4歳の男児。年齢相応の体格。母親と一緒に診察室に入り椅子に座る。医師の問いかけに反応せず診察室内のオモチャを見る。人見知りする様子もない。医師とのアイコンタクトが少なく、診察が始まって30分後も同様である。表情の変化に乏しい印象を与える。同伴の母親ともアイコンタクトが成立しにくい。医師がミニカーを呈示すると興味を示して受けとるが、視線は合わない。

ミニカーの小さなタイヤを回し続けて眺める。

　小学2年の男児。年齢に比べてやや小柄な印象。ゲームキャラクターのシャツとスニーカーを着用している。勢いよく診察室に入室し、自分から名前を言う。笑顔で表情豊かである。着座してもすぐに立ち上がり、「遊んでもいいですか?」などと断ることなく診察室内のオモチャで遊び始める。ドミノを根気よく並べ、勢いよく倒して遊ぶ。上手く倒れると母親と医師にアピールする。母親と医師の会話に時々コメントを差し挟む。遊びながらも会話を聴いているようである。やや騒々しく思えるほど活発。とても人懐こい。

　中学2年の女子。年齢相応の体格。服装や髪形に気を配っている印象を与える。確認すると本人は病院を受診するつもりはなかったと言う。しかし、診察が始まると医師と2人で話をしたいと言うので、いったん同伴の両親に退室していただくことになる。左手首と前腕に複数の切創痕がみられる。

　高校1年の男子。母親とともに入室。頭髪がやや乱れている。身長が高めでやせ形の体格。顔色が青白く、やや苦しそうな表情である。気持ち悪いのだという。それでも診察に協力的で、医師の質問にじっくり考え、一つひとつ丁寧に回答する。

　このように、文字数にしてほんの数行の記述であっても、面接者が把握した患児の様子を、臨場感をもって表現することができる。また、他の精神現在症の評価ができない低年齢の患児であれば、概観の丁寧な記載はより重要になるだろう。態度や診察室での行為も記述するので、あとで触れる精神現在症の「意欲・行動」と重複するが、概観でも記述しておいたほうが自然であろう。
　手順に沿った精神現在症を記載しない場合でも、児童精神科医や心を扱う小児科医、あるいは心理職にある専門家は、「診察時(面接時)の様子」と項目を立てて、この程度またはそれ以上の内容を記録する習慣を身に付けたいものであ

る。後日、あるいは数年後、初回面接のときに患児（クライエント）がどんな様子であったか、または、治療・介入がどんな状況から始まったかを振り返ることができるメリットは大きい。

　なお、概観の記録は観察に基づく。人を観察するという表現には違和感があるかもしれない。しかし、観察は観察であり、心的に距離をとりつつ主観を可能な範囲で排除し、眺める・見る・さりげなく見つめるなどを駆使する行為である。サリヴァンSullivan HSは、治療者に求められる姿勢として、"関与しながらの観察participant observation"の必要性を述べた。ただし、participant observationの正確な訳は、"関与する者の観察"ではないだろうか。いくら工夫・努力しても、ルビンの壺（図と地を入れ替えると、向かい合っているふたつの横顔または壺に見える図形で、両方同時に認識することはなかなか難しい）のごとく、関与と観察は同時にできることではないようである。可能なのは、観察と関与の瞬間瞬間の入れ替えである。どうやら、初心者は、患者（クライエント）に関与しようと焦るあまり、観察の余裕が持てないようである。そうなると、概観の記載は混乱したものになりがちである。つまり、概観の記載は、観察のトレーニングになるわけだ。

　なお、治療者（セラピスト）も、患児・患者・保護者から観察、関与される対象になっていることは、いうまでもない。

1.3　意識

　意識consciousnessは、「自分や周囲の様子をよく知っている、はっきりとわかっている状態」とする説明[07]が平易であるが、定義が難しいとする専門書[08]もある。意識が障害されると、知覚、注意、認知、思考、判断、記憶などすべての精神活動に影響が生じることを考えれば、意識の機能の多彩さがよくわかる。だから、説明はともかく定義しにくいという見解はもっともである。ここでは、意識とは、そのような多彩な精神活動の場、あるいは舞台であるとのたとえ[09]を用いておこう。つまり、「意識の"場"を舞台にたとえると、意識と

いう舞台の上にはさまざまな精神活動が現れては移ろってゆき、注意が集中すると、その部分だけが、鮮明に浮かびあがる。意識が清明であると舞台上の諸現象を明らかにみることができ、意識野が広いと舞台上の諸現象の広がりも十分に把握することができる」。**意識障害 disturbance of consciousness** についても様々な立場からの分類があり、用語の混乱も含め学ぶ者としては困るばかりであるが、興味があれば表1-01を参照されたい。ここでも、「"場"の清明性が障害されたものが意識混濁で、広がりが障害されたものが意識狭縮である。また、清明性の障害がある上に、幻覚や夢幻様体験など、通常はみることのない舞台裏や舞台のそでしかみえないものが意識変容である」とのたとえが理解に役立つ。ただ、さらに困ったことに、「北米の医学者の典型的な姿勢は、精神科における代表的な操作的診断体系であるDSM-ⅢあるいはⅣの序文に範例的に表明されているように、意識概念を非科学的な迷妄として敵視し、局在化の進展によってこころや意識は前時代の遺物として消去されるというものである。消去的唯物論は、医学の分野においては今も最も頑強で有力なイデオロギーであり続けている」との兼本の指摘[10]の通り、脳の様々な機能の総体あるいは場であろう意識を、それこそ意識しない流れがある。そして、その影響下にある診断に関する手引きや書籍を見ると、最初から意識障害は重視されていない。しかし、意識障害をまったく念頭におかずに臨床を実践するのは危険である。見逃すべきでない意識障害の患者が精神科を受診することがある。児童の場合でも、その可能性がまったくないとはいえない。

　さて、医学全般での意識の評価方法には、**グラスゴー・コーマ・スケール Glasgow coma scale（GCS）と Japan coma scale（JCS）（3-3-9度方式）**[11]がある。GCSは表1-02に示した。JCSは以下の通りである。

Ⅰ.刺激しないでも覚醒している状態。

1.大体清明だが、いまひとつはっきりしない。

2.見当識障害がある。

3.自分の名前、生年月日が言えない。

I 知識編
第1章 精神現在症の評価

表1-01 | 意識障害の様々な分類（文献*07*08*09に基づき整理した。詳細は原典を参照）

量的な意識障害

［ドイツ学派］明識困難Schwerbesinnlichkeit → 昏蒙Benommenheit → 傾眠Somnolenz → 嗜眠
Lethargie → 昏眠Sopor → 昏睡Koma

［英語圏］傾眠somnolence → 昏迷stupor* → 亜昏睡semicoma → 昏睡coma
ほかの分類として、錯乱confusionまたは過眠hypersomnia → 昏迷stupor → 昏睡coma

［フランス学派］** 精神もうろうobnubilation → 精神錯乱confusion mentale、もうろう状態état
crépusculaire → 中等度の意識障害coma confirmé → 高度の意識障害coma carus

主な質的意識障害または特殊な意識障害

アメンチアamentia：軽度の意識混濁、高度の思考散乱incoherenceと困惑perplexity（患者は考えがまと
まらないことを自ら自覚してとまどい、同じ問答を繰り返す）を前景とする意識変容の一亜型。産褥精神病、脳炎な
どに見られる。

せん妄delirium：軽度ないし中等度の動揺する意識混濁に、活発な幻覚（特に幻視）、錯覚、強い不安や恐
怖感、不穏、興奮を伴う。興奮が目立たない低活動型せん妄もある。脳の器質疾患、身体疾患、医薬品も
含めた精神作用物質など外因性精神障害にみられる（第2章を参照）。

もうろう状態twilight state：意識の範囲が突然に狭窄し、精神活動が限られる状態。発生と終止の時期
が明確で、回復した後に健忘を残す。興奮して暴れるものと、一見まともな行動をとるものに大別される。
前者はてんかん発作の後や病的酩酊に、後者は側頭葉てんかん、小発作重積、解離性障害、脳震盪、薬
物中毒にみられる。

夢幻様状態oneiroid（dream-like）state：意識混濁あるいは意識の変容に、多彩な幻覚妄想（主に幻視）、精神
運動興奮ないし昏迷が加わった状態。経過は短く、以後に記憶欠損を残す。

---

*本文に示した通り、昏迷はドイツ学派では意識障害がないことが前提であるので、英語圏とは意味が異なる。筆者の意見として
は、ドイツ学派の昏迷に相当する患者が実際にいるので、昏迷はこの意味で用いたほうがよさそうである。なお、DSM-5で昏迷は
緊張病catatoniaの症候のひとつにあげられている*12。そこでは、「精神運動性の活動がない、周囲と活動的なつながりがない」
と説明されているのみである。意識障害の有無に関する言及を避けているのかもしれない。
**フランス学派では、意識の混濁と変容を区別しない。

II. 刺激すると覚醒する状態。刺激をやめると眠り込む。

10. 普通の呼びかけで容易に開眼する。

20. 大きな声または体をゆさぶることにより開眼する。

30. 痛み刺激を加えつつ呼びかけを繰り返すと辛うじて開眼する。

III. 刺激しても覚醒しない状態。

100. 痛み刺激に対し、はらいのけるような動作をする。

200. 痛み刺激で少し手足を動かしたり、顔をしかめる。

300. 痛み刺激に反応しない。

R：不穏状態 restlessness　　　　　I：失禁 incontinence

A：無動性無言症 akinetic mutism, 失外套状態 apallic state

（標記の仕方は、I-2R など）

　ただし、GCS も JCS も、看護婦など他のメディカルスタッフとのやり取りを簡便にしたり、脳外科手術の適応時期を判断したりするのには使いやすいが、神経内科的疾患の意識状態を十分に評価できるとは限らないとの批判[*13]もある。

　以上が前置きで、ここからが本題である。目を閉じて倒れている人を見れば誰でもすぐ意識障害に気づき、身体疾患の検査を手配するのはいうまでもない。本節では、臨床で誤りに陥らないために、軽度の意識障害、**意識変容**alteration of consciousness/pathological dream state に触れたい。あわせて、意識ではなく意欲・行動の障害に含まれる昏迷に、ここで触れておきたい。意識障害と間違われやすいからである。

　軽度意識障害のうち、JCS の I-2、3 は、その内容を知っていれば容易に把握できる。回答可能な年齢であれば、見当識（次節で詳述）や患児の名前と生年月日を問えばよい。

　問題はさらに軽度の意識障害、JCS でいう I-1 の評価である。その評価に関

I 知識編
第1章 精神現在症の評価

表1-02 | グラスゴー・コーマ・スケール Glasgow coma scale (GCS)

開眼eye opening（E）	自発的　4
	音刺激により　3
	痛み刺激により　2
	痛みでも開眼せず　1
言語best verbal response（V）	見当識あり　5
	見当識なく錯乱　4
	不適当な言動　3
	理解しえない音声　2
	なし　1
運動motor response（M）	命令に従う　6
	はらいのける　5
	疼痛に対し逃避　4
	異常な屈曲　3
	疼痛で伸展　2
	なし　1

標記の仕方は、E3 V2 M4など

し、非常に精緻に記述されている原田[*14]の、軽度せん妄の臨床的把握がある。これに基づき、児童の場合を補足しつつ説明したい。

　原田によれば、軽度せん妄は面接の形でしか把握できないという。（一般に意識障害では基礎律動の徐波化がみられるが）脳波検査で確実な異常を示さないためである（なお、児童の場合は普通、6歳で後頭部優位の4〜6Hz高振幅徐波で、14歳でようやく後頭部優位の9Hz波が優勢となる。しかし、5〜7Hzの徐波が散在しても正常な生理的範囲であって異常所見とは言えないので[*15]、児童の場合、脳波検査で軽度せん妄や軽度意識障害は、さらに評価できないといえる）。軽度せん妄を面接で把握するときに、原田が注目するのは以下の5つである。ひとつめは、単語の取り違え（錯誤paraphasia）で、たとえば、鉛筆とわかっていても筆と言ってしまうといったものである。ふたつめは、話のまとまりの悪さ（思考の散乱incoherence）で、少し長く患者に話してもらっていると、話の内容がまとまりをなさない様子がみられるものである。子どもの場合、知っているはずの簡単な物の名前を何度も言い間違える、いつもと違って話がまとまらない、どうも様子がおかしいと保護者が報告するかもしれない。この、普段の様子との微妙な違いが注目点といえよう。3つめは、連続引き算（暗算）でテストしてみること（serial subtraction test）で、「100から7を引くといくつですか?」、続いて「それからまた7を順に引いてください」と指示する。原田は、このテストを成人の患者にするときはいつも「小学生のテストみたいで申し訳ないですけど、暗算してみてください」と言って始めるという。児童精神科では、中学生以上なら同様に配慮しつつ、この問診評価が実施できると考えられる（ただし、もともとの計算能力の障害がないことが前提となる）。たいていは、最初の質問に「93」と正答できる。ふたつめ以降の問いで、「83」と前の答えに影響されたり、ある場合は「96」のように、1桁の引き算は正しくできているが、10の位の計算を間違えたりするようであれば、軽度せん妄や軽度意識障害が疑われるであろう。「いくつから7を引くのでしたか?」「いくつを引くのでしたっけ?」と質問してくる場合もあるという。4つめは、感情、意欲面の変化である。繊細な感情の動きがなく、周囲への関心が低下し、自発性に欠け、その人本来の積極性が弱まるという。いらいらし、易刺激的で、音に過

敏に反応することもある。5つめは、状態の動揺性、変動性である。意識混濁の程度が分、時間、あるいは日の単位で揺れ動くという。もし、患児にこのような様子がみられたら、知能・記憶、知覚、思考、気分・感情、意欲・行動の異常とする前に、意識障害をまずは疑いたいものである。たまたま受診時が脳炎や脳症のごく初期で、まもなく症状が悪化する状況も想定しうる[16]。

　一方、**昏迷stupor**は、意識混濁はなく外界を認識しているにもかかわらず、これに応じる意志が発動されない状態である[17]。緊張病性昏迷、抑うつ性昏迷、ヒステリー性昏迷などがある。小児や精神遅滞にみられる驚愕反応としての情動昏迷もあるという。意識は清明なので、基本的に患者は昏迷状態の最中に起きたことを回想できる。したがって、患者の心を傷つけるような言動は慎むよういっそう心がけたいたいものである。

まとめ

・軽度せん妄・軽度意識障害を見逃さないように注意。

・知能・記憶、知覚、思考、気分・感情の前に意識を評価する。

　または、意識障害の可能性を念頭に置いておく。

・昏迷は意識障害ではない。あるいは、意識障害ではないと考えたほうが臨床的である。

column
01

「意識」の様々な意味

　本文で述べた通り、どのように整理してもなかなか「意識」を"すっきり"説明することはできない。もしかしたら、この種の複雑な現象をすっきり理解しようとすること自体、無理があるのかもしれない。さらに、精神現在症でいう「自我意識」は文献によって記載が違いすぎるし、精神分析でいう「無意識」は立場が異なる。よって、前者は1.10で扱うことにし、後者にはここで少し触れることにした。あわせて、「意識」と「意識」を含む児童精神科臨床に関連するいくつかの大事な熟語の意味も列

記した。ついでに、「気づいていること、自覚」の意味での意識awarenessに関する興味深い論文を紹介する。「意識」とは何かという問いとの格闘の歴史が垣間見えるであろう。

無意識は、フロイトFreud Sによれば、一定時点において意識されない事象ないし行動、意識、前意識とともにひとつの心的な局所（つまり、前意識が、意識化しようとする意志によって意識化可能な心的内容の存在する局所なのに対して、無意識は、抑圧を除去する特定の操作《自由連想、催眠、薬物作用など》によって初めて意識化可能になる心的内容の存在する局所）、そして、無意識の内容、つまり「無意識的なもの」を意味する（力動的用い方）[18]。

広辞苑第六版によれば、「意識」の意味は以下の通りである。①〔仏教〕認識し、思考する心の働き。感覚的知覚に対して、純粋に内面的な精神活動。第六識。②(consciousness) 今していることが自分でわかっている状態。知識・感情・意志などあらゆる働きを含み、それらの根底にあるもの。デカルト・カント・フッサールなどの超越論的哲学においては、「考えるわれ」「超越論的統覚」「超越論的主観性」などと呼ばれる意識の働きが、我々の認識のみならず、世界の構成原理の根底をもなす、と考える。これに対し、唯物論哲学では、意識の生理学的基礎は脳髄の活動で、個人の意識は環境の主観的反映として時間的・空間的に限定されている、と考える。「—を失う」「美的—」③特に、社会意識または自己意識（自覚）。「—の高い労働者」④対象をそれとして気にかけること。感知すること。「周囲の目を—する」。

どの意味も、生物学的精神医学者からは嫌われそうである。

自意識：自分自身がどうであるか、どう思われているかについての意識。
道徳意識：人の行為について善悪を知り、善を志向し悪を退けようとする精神。
仲間意識：互いに同じチームやグループや組織の仲間だと感じる連帯の意識。

さて、人は意識的な自由意志で行動を決定しているだろうか。たぶんそうであろうと思われる。ところが、スーンSoon CS, et al.[19]は、fMRIを使って、参加者に次々に文字を提示し、これに反応して左右どちらかのボタンを自由に決めて押す課題を実行している最中の脳の活動を調べた。同時に、どちらかのボタンを押すかを"決めたと感じる"タイミングも計測した。その結果、左右どちらかの運動野の脳活動が高まる前にある、"決めたと感じた"ときのタイミングのその前、何と7秒前に、前頭極（ブロードマン10野）の活動が高まっていた。しかも、その活動の高まりには、どちらのボタンを押すかを前もって予告するパターンが一貫してみられたという。つまり、どちらのボタンを押すかは、自由判断だと参加者が意識・自覚する7秒前から決まっていたとうわけだ！ 議論の余地は残るであろうが、自由意志のあり方について、これまでの常識を揺るがす研究結果かもしれない。

1.4 見当識

見当識 orientationは、自己自身についての根本的な見当づけのことをいう[20]。その中には、時間（今日の年月日、曜日、おおよその時間帯）についての見当識、場所についての見当識（まずは、診察している病院名や地名）、人に対する見当識（自分自身、同伴者、面接している者がどんな人か）、そして、状況（どういう経緯で今ここにいるか）が含まれる。

前節で示した通り、軽度意識障害があると見当識にも影響が生じる。また、次節で説明する知能・記憶の障害からも影響を受ける。大人や高齢者の精神科診察、特にせん妄状態の評価でよく実施される問診である。

子どもの場合、見当識についての問診は、こどもの発達年齢を考慮する必要がある。言葉が発達途中の幼児なら、同伴者が誰かを問うまでが限界であろう。わざわざ問わなくても、問診中に同伴者が誰かを子どもは自分から自然に言うものである。小学校高学年以降なら、年月日と曜日、場所についても問うこと

ができるだろう。

　ただし、マニュアルに従うように唐突に見当識を問うと、診察の雰囲気が台無しになる。そもそも初診の患者（クライエント）は、診察医（セラピスト）に何を質問されるか、何を言われるかを結構恐れている。臨床では、その恐れに配慮すべきである。精神現在症の評価のための問診そのものが日常的な会話とは違っているのだから、見当識に限らず、質問に際しては十分な配慮を求めたい。

　意識が障害されていない患児のほうが圧倒的に多いので、精神現在症を一通り評価する際には、見当識に関する質問から始めることが多い。このとき、筆者はおよそ以下のように事前に患児にひとこと前置きしている。
「これから、精神科ならではの質問をします。簡単な質問や、ちょっと変わった質問があります。ですから、途中で笑ってしまう方もいます。でも、精神科医にとっては大事な質問ですから協力してくださいね」
　このように言っておくと、子どもでも大人でも問診に協力してくれる患者が圧倒的に多い。こうしてから、
「まず、今日は何年の何月何日かを言ってください」「曜日も言ってください」「ここの場所を言ってください」とゆっくりと問う。唐突に日付を問われて、あわてる患児も少なくないので、緊張を解きほぐしつつ、恥をかかせないようにしたいものである。

　青年期の自己免疫性脳炎の症例で、著しい見当識障害が認められた患者がいた。患者本人は本当に自分のおかれている状態が理解できなくて困惑しているだろうことが、容易にうかがわれた。中学生の解離性障害（全生活史健忘）で4つすべての領域の見当識が障害されていたために、酷く怯えていた患児もいた。状況を丁寧に説明することで、ひとまず患児の不安を和らげた。

治療者の見当識は大丈夫？

　本文で示した通り、見当識（オリエンテーション）は、今日の年月日や時間帯、場所、人、状況の認識のことをいう。だが、これは精神現在症の評価

での話である。実は、時間、空間、対人的、状況の枠組みはいかようにも決めようがある。

たとえば、時間と空間を極大にとることもできる。「いま」は、最近の知見では宇宙の始まりから約138億年、地質時代でいう顕生代の新生代の第四紀の完新世で、西暦○年○月○日の○時○分頃となる。「ここ」は、宇宙、銀河系、太陽系、地球、日本、○県の○となる。宇宙規模、マクロコスモスの枠での時間と空間の中での自己の定位である。普段、ここまで大げさなことは意識されないし考えて役立つものではない。しかし、とても悩んでいるとき、人は星々の世界と比べて自分の悩みはちっぽけだと言いきかせ、自分を慰めるものである。見当識の枠組みを変えて自分と物事を見直しているのである。

対人的、状況の枠組みとなると話はもっと複雑である。皆それぞれが何らかの形で日々を過ごしている。子どもであれば、家庭・学校・その他習い事や気の合う仲間との活動範囲といった枠組みができあがっている。その中で、家族関係や家族内での位置、教師や他の子どもとの関係やクラス内での位置づけなどが、ある程度定まる（もちろん、そのような位置づけは流動的である）。そこには、対人的な空間といった、いわばミクロコスモスが形作られている。その、普段はほとんど意識されないミクロコスモス中で、自分がやるべきこと、自分ができそうなこと、自分がやりたいことを自然に見出しつつ日々を送っているのが平時である。ミクロコスモスが非常に不安定になったり、ミクロコスモスの中での定位が不明瞭になったりすると、「自分がわからなくなる」ということが生じる。

臨床では、そうした子どものもつミクロコスモスを意識しておくとよい。治療者から見ると、患児・クライエントはそう呼ばれる立ち位置になるし、治療がすべてとの錯覚に（医者も患児も）陥りやすい。だが、治療の時間は、患児・クライエントの実生活の時間と比べればほんの少しの時間にすぎない。治療者の関わりよりも実生活での望ましい出会いや出来事のほうが、患児の状態を好転させることが少なくないということを理解しておいたほうがよい。また、長い人生の比較的初めの時期に患児

として目の前にいる人に、こうして治療的な関わりを持つことが、その人の今後の人生にどんな意味があるかに思いを馳せてみるのもいいかもしれない。そうすることで、治療者が傲慢にならずにすむ。

　どうしようもなくすぐには変えられない、難しい生活環境におかれている患児もいる。こういう場合、患児を入院に導入し、いわばミクロコスモス全体を病棟に置きかえて治療にあたることになる。しかし、そこまで大げさにせず、患児の生活環境全体を把握してエコマップ*21を作成し、その中に治療者が自分自身を上手く位置づけ、患児のためにできることは何か、やるべきことは何か、しないほうがいいことは何かを丁寧に検討し、効率的に自身の存在を役立てる方法も考えられよう（もちろん、積極的に危機介入の役割を担う局面も起こりうる）。虐待を受けた児童やパーソナリティ障害と呼ばれる患者の場合に、そのようなミクロコスモスへの意識が役立つことが多いように思われる。

　ともあれ、見当識の枠は自由に変えられる。枠組みを変えて物事と自分を見直すと、治療的発想が増えることは間違いない。ついでながら、治療というミクロコスモスの中で、治療者自身が自分の見当識を見失ってはいけないことを強調しておきたい。

1.5　知能・記憶

　知能と記憶は同じではないが、精神現在症の評価では陳述の蓋然性に関わる基本要素として、ここでは一項目にまとめることとした。もちろん、必要に応じふたつを分けて評価することになる。なお、陳述の蓋然性とは、問診や面接で語られる内容の確からしさのことである。

　ある小学校高学年の患児が、幻視を疑われて紹介されてきた。変なモノが見えるのだという。内容をよくきくと、見えるモノは「キリンさん、ゾウさん」だそうである。色や大きさを問うと、よく絵本に描かれているようなありきたり

な内容を答える。動物が"見えて"楽しいのだそうである。会話を他の話題に広げると、言葉の使い方や物事の考え方がとても幼い印象であった。病院受診までの経緯や、ごく最近のできごとを問うと、話す文章が短く、どこか記憶力も乏しい印象であった。保護者に問診すると、もともと明るく人懐こい性格であるが、幼児期から生活の自立度が低く、今は学習にほとんど追いつけないことや、同級生の仲間集団に入ろうとしても、やりとりが上手く行かず、一緒に遊ぶにも遊びのルールが理解できないので、親としてとても心配とのことであった。てんかん、統合失調症、解離性障害に基づく幻視もありうるかもしれないが、脳波検査で異常所見はなく、また、精神現在症の他の項目も特記すべき症候や症状はみられなかった。知能の問題が主要な所見で（診断としては知的障害）、変なモノが見えるとの訴えは、知的障害を背景とした空想遊びだと評価された。その空想を患児なりの表現で、信頼を寄せていたスクールカウンセラーに話したところ、幻視の症状と受け止められたようであった。

　知能検査の結果を参考に、学校での課題を含めた生活環境を本人の精神年齢に合わせると、すみやかに「動物が見える」とは言わなくなった。現実的な活動に確かな手ごたえを見出したので、空想遊びは不要となったのである。その後、多少の悩みごとが生じても精神症状は生じなかった。「見える」との表現は、正確には"頭の中に思い描く"の意味であって、あとで振り返っても解離症状の幻視とはいえなかった。

　幻視として所見をとるには、訴えの蓋然性が低いと判断できた事例である。言い換えると、知能・記憶の精神現在症を丹念に押さえれば、慌てて病院受診を促さずにすんだのであった。

　知能intelligenceには、「外界を全体として再構成するために作用する認知機能（全体的知能）」とのビネーBinet Aによる定義や、「個人が目的的に行動し、合理的に思考し、かつ効果的に自身をとりまく外界環境を処理する個々の能力の集合体的能力」とのウェクスラーWechsler Dによる定義があるが、「経験に

よって獲得される、新しい情報を学習し、新しい事態に適応する能力」[22]との説明がもっともわかりやすい。問診での知能の評価には、学習習得の度合い、身辺処理の自立度、言葉の理解力と表現力、遊びや興味の内容が参考になるであろう。ただし、様々な事情から、知的能力と学力が必ずしもつりあわない場合があることに注意が必要である。

　知能の障害には、**精神遅滞**（知的障害）mental retardationがある。ICD-10では、**知能指数** intelligence quotient（IQ）で重症度が分類される。50〜69が軽度mild、35〜49が中等度moderate、20〜34が重度severe、20未満が最重度profoundである[23]。もちろんこのような基準は必要であろうが、日常場面での様々な実行力とIQもまた、必ずしもつりあわない場合があることを臨床で経験する。DSM-5では、**知的能力障害**（知的発達症／知的発達障害）intellectual disability（intellectual developmental disorder）の診断名で、概念的領域（主に学力に関する内容）、社会的領域（主に対人場面でのコミュニケーションに関わる内容）、そして、実用的領域（主に身辺処理や生活能力などに関わる内容）の度合いで、軽度・中等度・重度・最重度を区別し、IQによる重症度分類を廃止した[24]。臨床的にはよく理解できる分類である。しかし、本邦においては公文書の規定があるため、IQによる重症度分類は今後も続きそうである。なお、IQに基づく機械的な診断と実行力に矛盾がみられる場合、筆者は、たとえば就学指導委員会に提出する医学的意見書には、「今回の田中ビネーVでのIQは54であるが、就学前学習の習得の度合いや生活の自立度を勘案すると、中等度知的障害の診断が妥当である」などと記載するようにしている。

　中等度以上に重い知能の障害を見逃すのは問題外である。ここでは、軽度の知的な遅れ、および正式な診断名ではないが臨床上問題になることがある、**境界線の知的機能** borderline intellectual functioning[25]を強調しておきたい。知的な能力がこの水準にある者のハンディキャップは見逃されやすいうえに、えてして十分な支援が行き届かない傾向が見受けられる。しばしば、患児の態度が悪い、わかったふりをするのに本当はわかっていない、やる気がないなどと批難される。もちろんそうした一面はあるかもしれないが、実際には本人に

適合した教育環境などの配慮がなされていないことの問題のほうが大きい場合が多い。周囲の人の無知、無頓着が、問題の本質である。たとえば、15歳でIQが70であれば、知的能力は10歳程度である。見た目が二次性徴を迎えた立派な中学生であっても、認識力・理解力・判断力・表現力・実行力は小学5年生程度なのである。これをよく理解し、いろいろなことを思いめぐらせてみてほしい。患児の関心や意欲が引き出され、努力がそれなりに成果として報われ、ほど良い自尊感情が維持できるよう環境を調整したいものである。

　付け加えておくと、児童精神科臨床の範囲からは外れるが、いったん正常に発達した知的能力が脳の疾患によって低下するのが認知症である。ただし、たとえば15、16歳で生じた脳の疾患による知能の低下を認知症と呼ぶのか精神遅滞と呼ぶのかについては、ほとんど議論がない。「精神遅滞（○○後遺症）」と診断するのが妥当と思われる。

　記憶memoryは、過去の情報を保持し、必要に応じてその利用を可能にする精神機能[26]で、記銘memorization、保持（把持）retention、追想（想起）rememberのプロセスで構成される。時間や内容による記憶のいくつかの分類をcolumn 02に示した。

　記憶の異常には、過去の記憶が活発によみがえる記憶増進hypermnesiaと、その逆の記憶減退hypomnesiaがある。児童精神科臨床では前者が注目されることが多い。ひとつは、フラッシュバックで、もうひとつは、イディオ・サヴァンである。フラッシュバックflashbackは、急性ストレス障害acute stress disorderや心的外傷後ストレス障害posttraumatic stress disorder（PTSD）にみられる症状のひとつで、心的外傷体験の一部の構成要素が侵入的に想起、再体験されるものである。数秒～数時間、あるいは数日間続く解離症状として、その出来事が現在あたかも起こっているかのような振る舞いが生じる[27]。子どもの場合はトラウマ体験の再現遊び（ポスト・トラウマティック・プレイposttraumatic play）――これは、行動の異常の症状でもある――として表現されることがある。なお、PTSDでは心的外傷体験の想起を回避する症状もおこりうる得る（ただし、細かくいえば、回

避症状が想起の要素であれば記憶の症状で、行動の要素であれば行動の症状と整理される。column 03も参照）。ただし、フラッシュバックは強迫表象であるとの見解もある[28]。**イディオ・サヴァン** idiot savant〔仏〕は、全体としては明らかに知能発達が障害されている精神遅滞でありながら、ある限られた面で優れた特殊能力を示すものをいう[29]。必ずしも自閉症に限らない。

　なお、自閉スペクトラム症の中には、過去に体験した不快な出来事を突然想起して苦痛を味わう患児や、過去の嫌な出来事の自然な忘却がなかなか進まない患児、そして、最近のハプニングに関する話題を契機に、芋づる式に過去の不愉快な出来事を次々に思い出す患児もいる。こうした症状はフラッシュバックのようにもみえるため、PTSDと言う者もいる。ただし、DSM-5においてPTSDは、心的外傷（トラウマ）とみなされる出来事が規定されている。実際にまたは危うく死ぬ、重傷を負う、性的暴力を受けるなどの本人の直接的な体験／他人に起こった出来事の直の目撃／近親者または親しい友人に起こったことを耳にする（家族または友人が実際に死んだ出来事または危うく死にそうになった出来事の場合は、暴力的、偶発的なものとして）／心的外傷的出来事の強い不快感をいだく細部に、繰り返しまたは極端に暴露される（6歳以下の子どもの場合は、主な養育者に起こった出来事を直に目撃する／親または養育者に起こった心的外傷的出来事を耳にする）である。自閉症の場合、どれほどの出来事があったかは不明なことが多く、体験がDSM-5のPTSD診断基準に記載されている内容と一致しない場合、厳密にはPTSDとは言わない。前述の症状を精神症候学の考え方に沿って記述するなら、「記憶増進に基づく鮮明な表象と、これによる強度の恐怖症状」である。そして、まさしくこれが、自閉スペクトラム症の記憶の特性なのである。

　ほかに、追想が全般的に低下した**健忘** amnesiaがある。これは、外因性精神障害や解離症状による意識障害に基づいて追想できなくなる記憶の障害である。「記憶が飛んだ」と表現する患児もいるが、この場合に注意すべきなのは、障害されていたのは記憶ではなく意識であったことである。しっかり区別したい。理屈の上では、意識障害と追想できない期間は一致するが、意識障害以前のこともさかのぼって追想できない**逆向健忘** retrograde amnesiaや、意識障害から

回復した後のことも追想できない**前向健忘**anterograde amnesiaがありうる。なお、解離性障害のひとつに、自分が誰であるか、自分の生活史もすべて忘れる**全生活史健忘**allgemeine Amnesie〔独〕がある[*30]。

　過去に体験していないのに追想する**偽記憶**（仮性記憶）pseudomnesia、過去の事実が改変されて追想される**誤記憶**（記憶変容）allomnesiaがある。そもそも「想起とは事実を再現することではなく事実を再構成することである」[*31]との側面があるので、極端でない限り、誤記憶の病的な意味は少ないといえるかもしれない。児童精神科臨床で難しいのは、かなり以前の虐待歴の記憶である。実験として実施された、大学生を対象とした研究によると[*32]、ある状況下では一定の割合で**フォールス・メモリー**false memory（定訳はなく様々な文脈で使われる言葉で、内容としては偽記憶と誤記憶のどちらか一方、または、両方を含むようである）が生じることが明らかになっている。この結果から、虐待歴を扱う臨床では、治療が進むにつれて過去の被虐待体験が想起されていくであろうが、誤った追想もあわせて生じるジレンマがあるだろうと考察されている。治療者は、フォールス・メモリーの危険を念頭に置きながら、今ここで患者（またはクライエント）が「話していること」こそが蓋然性が最も高く大事に対応されるべき事実と受け止めるべきである。そして、想起された過去の出来事の内容のみで治療が支配されないようによくよく注意すべきである。もし、フォールス・メモリーが混在する過去の記憶によって影響を受け、治療（セラピー）が非常識的、非現実的な方向に向かったなら、それは虐待の記憶のトラップに治療者も患者も見事に陥ってしまったとみなしてよい。セラピーを通じて生起された、フォールス・メモリーを少なからず含む虐待の記憶に基づいてクライエントが親を法的に訴える、訴えられた親がセラピーがおかしいと治療者を法的に訴えるなどといった混乱が生じることもある。

まとめ

・知能指数と日常での実行力に差が見られることがあるので、臨床的に配慮する。

・軽度知的障害や境界線の知的機能に基づく困難を見逃さないように注意。

・「記憶が飛ぶ」との訴えを聞いたときは、意識の障害を考える。

・フォールス・メモリーに注意する。

―――――

スクールカウンセリングで

・心理臨床では、知能検査不要論と知能検査重視論のさりげない対立があるときく。検査はともかく、知能を軽視する臨床はどう考えても疑問に思われる。一方、知能検査の解釈を詳しく論じる書籍を読むと大変参考になるが、途中からやや強引な解釈やこれに基づく実施不可能、あるは実効性に乏しいと思われる方針まで記載されている箇所もあり、大変気になる。スクールカウンセリングでは、極論に振り回されず、落ち着いたアセスメントと介入を心がけてほしい。

column
02

記憶の分類

記憶の分類には、実験心理学、心理学、神経学など複数の立場があるが、ここでは臨床で有用な形にまとめた。

感覚記憶sensory memory：1秒以内の瞬間的記憶。図形記憶と反響記憶がある。

即時記憶immediate memory：保持が数秒から数十秒の記憶。数唱課題の、特に順唱で測定されると考えられている。

短期記憶short-term memory：即時記憶とほぼ同義。2貯蔵モデルでの長期記憶と対の用語[33]。リハーサルがないと20秒前後しか保持できない[34]。その容量は大人の場合、チャンク(情報のかたまり)で±7とされている[35]。

近時記憶recent memory：数分間、数時間(数日間とする立場もある)保持され、想起される記憶。

遠隔記憶remote memory：数週から年単位で長期間保持される記憶。

手続き記憶procedural memory：意識的想起ができない学習された技能の記憶[36]。

陳述記憶(宣言記憶)declarative memory・命題記憶propositional memory：

イメージや言語として意識的想起が可能な記憶。内容を陳述できる。以下のふたつに分類される。

エピソード記憶episode memory：個人の生活史の記憶で、時間・空間的文脈とともに記憶される。

意味記憶semantic memory：学習される知識に相当し、言語、概念、事実などに関する組織化された記憶で、集団に普遍的。

ワーキングメモリ(作動記憶)working memory：情報を保持し、その保持した情報を処理する機能をもつ記憶作用[37]。中央実行系central executive、音韻ループphonological loop、視空間スケッチパッドvisuo-spatial sketchpadで構成されるとするモデルがある[38]。

1.6 知覚

知覚perceptionとは、感覚器官を通じて我々が外界に存在する物を意識し、その意味を知ること、とされている。世界を認識する基本的形式で、認識の形式(感覚、知覚、概念作用)のうちのひとつ、との説明もある[39]。「知覚」と近接し、臨床で重要と思われる言葉に「感覚」、「表象」そして「対象」がある。この4つの違いについてはこの節の終わりのcolumn 03で補足した。また、離人症状を知覚の異常に含める立場もあるが[40]、やや内容を異にするため、本書では別項目の「自我意識」に含めた(1.10を参照)。

不登校の中学生女子

―――挨拶や診察の進め方などの説明を終えた後のやりとり

患児：　あの、教室にいると苦しくなるんです。

診察医：そう。どういうことなんでしょう。

患児：　なんか、クラスのみんなが私の悪口を言うんです。

診察医：え、悪口ですか？　それはつらそうですね。どんな状況でですか？

患児：　休み時間とか放課後。みんな雑談しているとき。

診察医：ああ、そういうときですね。授業中は？

患児：　授業中はないです。ガヤガヤしているみんなの雑談の中に、私の悪口が聴こえる気がするんです。

診察医：じゃ、はっきりとは聞き取れないの？

→このあたりは、幻聴と錯聴の区別

患児：　そうです。私の名前とか、うざいとか、そんな言葉がふと聴き取れる気がするんです。

診察医：クラスの中の誰が言っているかまでわかりますか？　男子とか女子とか。

患児：　ガヤガヤの中だから、誰が言っているかわかりません。怖いです。

診察医：それはたしかに怖いかもしれませんね。学校以外の場所では？

患児：　学校じゃない場所っていうと？

診察医：家にいるときとか、道を歩いているときとか。

→ここは、被害妄想と関連する幻聴の可能性についての、念のための確認

患児：　そういう場所では全然ないですよ、何言ってるんですか（笑）。

診察医：あ、そうなんですね。じゃあ、教室で皆がテストを受けているときとかは？

患児：　聴こえないです。聴こえるわけないじゃないですか（笑）。

診察医：たしかに、それはそうですね。悪口が聴こえるのは、頭の中？

→ここで、偽幻聴の確認

患児：　え？　頭の中で聴こえるって、意味わかんないし（笑）。

診察医：それはそうですよね。聴こえる悪口は、文章ですか？　単語ですか？

患児：　単語です。ちょっとだけ聴こえて、聴こえる気がして、それだけです。

診察医：そう。そういうはっきりしない悪口だと、あまり心配はなさそうですよ。そのことは別として、今のクラスの居心地はどうですか？

→"悪口"は一種のカクテルパーティー効果だと把握されたため、ここで別の話題に

患児：　居心地ですか？　最悪です。女子のグループが対立してて、もめてて大変です。私、その板ばさみになってて。

診察医：あらら、それは大変そうですね。

主な知覚の異常には、**知覚変容**sensory distortion（対象がいつもとは違って感じられる主観的体験）と**妄覚**false perceptionがあり、妄覚には、錯覚、幻覚、そして偽幻覚（仮性幻覚）がある。

錯覚illusionは、対象の誤った知覚をいう。**幻覚**hallucinationは、対象なき知覚、または知覚すべき対象なき知覚、をいう。そして、**偽幻覚**（仮性幻覚）pseudohallucinationは、様々に説明されるが、細部に至るまで明瞭で、かつ意思で左右されない表象、との説明[*41]が理解しやすい。幻覚と比べ、感覚性、客観性、実体性、外部空間への定位などの特徴に欠くとされる。それぞれについて、聴覚の場合を例に違いを説明すれば、「聞き間違い、今思い返せば聞き間違いでした」が錯聴、「（誰もいなくて、声が聴こえるはずがない状況なのに）自分の悪口を言う声が聴こえる、聴こえる気がするのではなく、たしかに聴こえる、女性の声で天井のほうから聴こえる、〇〇と言っている」などというのが幻聴（声でなく音のこともある）、「（誰もいなくて、声が聴こえるはずがない状況なのに）声が聴こえてくる、耳からではなく、頭の中で聴こえる」が偽幻聴である。判然としないこともあるが、ひとまず区別する手続きを怠らないほうが臨床的である。錯覚には病的意味は少ない。一方、幻覚は病的な意味が強い（ナルコレプシーの入眠時幻覚も病的症状であるが、生理現象としての**入眠時幻覚・出眠時幻覚**は正常の範囲内）。偽幻覚は、病的とも病的ではないともされ、見解の一致をみない。その上、幻覚と偽幻覚はなかなか区別しにくいこともあり、臨床の実際において厳しく区別する意義は特にないとの意見すらある[*42]。たしかに、強引な区別はすべきではないし、幻覚か偽幻覚かによって診断や治療方針が大きく変わるものではない。しかし、患者の苦痛の度合いを理解または追体験しようとするなら、やはり幻覚か偽幻覚かの違いに関する問いかけをしていいのではないかというのが筆者の意見である。偽幻覚のことに無知で、患者の訴えをすぐに幻覚だと早合点するのが最もよくない。

子どもはときに「（たとえば逝去した家族が）見える」などと言う。幻視のように受け止められるが、優しい態度で、また質問によって回答が誘導されないように気を付けながらよく問うと、色も形も不明瞭で、そもそも視覚的な知覚では

ないことが少なくない。心の中に思い浮かべている表象ならファンタジー、意思と関わりなく現れる表象なら偽幻覚、見えているのではなく、存在や気配を強く感じるのであれば**実体意識性**である。幻視と決めつけずに丁寧に問い直したいものである。ただし、このような区別はせず、子どもには幻視が多い、または児童の統合失調症には幻視が多いとする、あっさりとした知見が重視される傾向が見受けられる。語られた空想を幻覚だと誤解するのもよくない（column 05を参照）。

　幻聴 auditory hallucination は、統合失調症に特有ではない。そもそも、患者の言う"幻聴"が実は実際の音、錯聴あるいは偽幻聴かの確認をすべきである（ついでながら、多くの人が別々に雑談している状況でも、自分が興味ある人の話や自分の名前などを選択的に聞き取ることができる、**カクテルパーティー効果 cocktail-party effect** が知られている）。なお、統合失調症と診断しやすい特徴のある幻聴が知られている。**シュナイダー Schneider K の一級症状**（考想化声、会話形式の幻声、注釈幻声、身体的被影響体験、考想奪取、考想伝播、妄想知覚、させられ体験）のうちの３つである。**考想化声**は、患者自身の考えが声となって外から聞こえる幻聴である。**会話形式の幻声**とは、複数の声同士が主として患者のことを話し合う幻聴、または、患者に二人称で話しかける幻聴で患者はこれに応答する、または、1 人か複数の声が患者のことを三人称で噂する幻聴である。**注釈幻声**とは、患者の考えや行動について、それが起こると次々と注釈、コメントする幻聴である。ICD-10 では、こうした特殊な幻聴が統合失調症の診断で重視されている[43]。しかし、DSM-5 の統合失調症の診断基準の A 項目には、単純に「幻覚」とあるのみで、このような特殊な幻聴には触れられていない[44]。それどころか、統合失調症の診断基準におけるシュナイダーの一級症状そのものが削除された。DSM-5 の解説書によると、考想化声や**批評性幻聴**（注釈幻声に相当）などは、自分の精神領域の内外の区別が曖昧になり、自分の精神の内部で起こっていることが外界で起こっているかのように感じられる状態（自我障害であって、「自我意識」の障害と分類してもよい）との精神病理学的概念で括ることができること、また、妄想も含め幻聴の内容に言及することが DSM の操作的診断の姿勢になじみにくいこと、

Ⅰ　知識編
第1章　精神現在症の評価

そして、一級症状がこれまでいわれてきたほどには統合失調症に特異的ではないという実証的研究結果によるのだという*45。操作的診断の都合からはそれでいいのかもしれないが、妄想や幻覚の内容を患者に問わないと、患者、患児、クライエントの精神病的な苦痛や苦悩に共感できるはずもない。さらに、こうした事情について、DSM-5の本文やDSM-5を踏襲したテキストに記述がないこと、さらに、自我（自我意識）の障害についての基本的な記述さえないのは、とても残念である。その一方で、DSM-5での双極性障害および関連障害群と抑うつ障害群では、特定用語の中に「気分に一致する精神病性の特徴を伴うwith mood-congruent psychotic features」と「気分に一致しない精神病性の特徴を伴うwith mood-incongruent psychotic features」の区別の際に、妄想や幻覚の内容を細かく把握することが推奨されている。つまり、統合失調症の診断基準と、気分障害領域の診断基準での幻覚、妄想の扱い方に統一がないのはなかなか興味深い事態である。ともあれ、臨床家は幻覚の性質や内容を確認したほうがよい。

　幻視 visual hallucination について、実体意識性との区別については先に述べた。幻視の症状は主に外因性精神障害（器質性精神障害、症状性精神障害、そして精神作用物質による精神障害）が多いが、統合失調症など内因性精神障害でもみられる*46。また、そもそも幻視が意識障害を基盤に生じることが少なくないので、幻視の症状が前面に現れている場合、意識の評価に立ち戻る手順を怠るべきではない。

　幻嗅 olfactory hallucination は、側頭葉てんかん、統合失調症、そして**思春期妄想症 adolescent paranoia** のひとつである自己臭恐怖にみられることが多い*47。このうち、側頭葉てんかん発作の前兆としての嗅覚の症状の持続時間は、数秒である*48。ただし、学童期発症の側頭葉てんかんの場合には、吐き気や腹痛などの自律神経性前兆や、独特の不安感が前兆として訴えられることがある（ただし、前兆だけでてんかんの診断を行うことは過剰診断になるので、疑いにとどめ、それだけで診断をしてはならないとされている*49）。一方、**自己臭恐怖**（自己臭症 fear of emitting body odor）では、大抵の場合、強度の対人恐怖症、社会恐怖症、

被害関係妄想が絡み合い、しばしば妄想との境界が明らかでないものがある[*42]。つまり、「自分は臭う、嫌な臭いがする、近くにいる人がちょっと顔をしかめたから、そうだとわかる。自分の身体から悪臭が出ている。だから人と一緒にいるのが怖い」といった、込み入った訴えである。臭いはしないとコメントしても修正されないので、たしかに妄想の色合いが強いと実感される。

　ここで、幻覚についての問診の仕方に触れたい。幻聴の聞き取りのコツとして、北村[*41]は、幻聴が聞こえている最中、患者にはそれが真の声として聞こえることを前提とし、「誰の声が聞こえるのですか」「男の声ですか、女の声ですか」「声は何と言っているのですか」など、直接幻聴の内容について問いかけることで患者の応答を引き出すことをあげている。「周囲に人がいないのに声が聞こえることがありますか」は、こうした状況ではふさわしくないとしている。また、「隣家から人の声で自分の悪口が聞こえる」などは現実にも起こりうるので、患者の生活環境を具体的に聞き出すことが必要としている。さらに、幻聴の音響的特徴を必ず問い、質的異常（スピーカーから流れているようだ、やけに金属的な変わった声だ、など）を把握することを強調している。原田[*42]は、統合失調症の人がじっと何かに聞き耳を立てている様子をしているとき、幻聴の有無を確かめるために、「空耳みたいなものが聞こえることがありますか？」「人がいないのに声が聞こえることがある？」といった端的な尋ね方をするとしている（これは閉じた質問 closed question で、回答者は「はい」か「いいえ」で答えることになる）。すると、幻聴を体験している人は、すっとわかって肯定し、体験したことのない人は質問の意味が理解できないため、「え？」と聞き返すことがふつうであるという。そして、肯定した場合は、「聞こえるのは何時頃から？」「どんな風に言ってくるの？」などの追問で体験内容を確かめる必要があると述べている（これは開いた質問 open question で、回答者は「はい」「いいえ」ではなく、自分の言葉を選んで答えることになる）。これには、最初の誘導的質問の弊害を修正する意図と、患者の体験を正しく明らかにする意図がある。一方、DSM-5 に準拠したテキストには、「（ものが見えたり）声がきこえたりすることがありますか？」「頭の中の声は？」の質問文に留まっているものが散見される。診断、治療、そし

て治療効果判定のためにも、なるべく患者の主観的体験を丁寧、精緻に引き出し、患者の苦悩に寄り添いたいものである。

　ところで、原田は、子どもの精神症状（精神現象）を正確に掴むのは難しいと述べている。精神機能が分化発達していないためである。そして、表象と知覚の分化がなお不十分な2、3歳～7、8歳は、大人なら幻覚とすべき現象がみられても不思議ではないとしている。そして、妄想が現れるのは、表象の自己所属感が成立し自我がほぼ確立する12、13歳以降で、それ以前の子どもの思考世界はある意味で妄想的であるとも説明している。ピアジェPiajet Jの認知発達段階、つまり、2～7歳までの前操作期、7～11歳の具体的操作期、そして、11歳以降の形式的操作期の区分と照らし合わせると興味深い。さらに、子ども向けのおとぎ話やファンタジーの尽きない魅力とも関係するであろう（もちろん、大人にとっても魅力的であるが）。小倉*50は、「幼い子どもの世界はそもそも断片的、部分的、不連続で細切れなものであって、そのすき間を子どもは様々の空想、幻想、妄想でつなぎつつ生きのびようとしているものと私は思う」と述べている。2人の大家の見事な見解の一致である。これらを考え合わせれば、児童精神科医を含め子どもの心の臨床に携わる者は、子どもならではの健康な心のあり方の理解をなるべく深めることと、大人の精神医学を参考にした（あくまで援用した）病的症状の細やかな把握の両方が求められることになる。幼い子どもの健康な心の働きを病的症状と誤解してはいけない。つまり、空想、幻想を幻覚や妄想と間違えてはいけない。かつ、治療すべき病的症状を見逃すわけにもいかない。これは、操作主義の手には負えなさそうである。

　ついでに述べれば、統合失調症の病的体験は相当怖いものであろうが、もっと怖いのは、幼い子どもが現実を生き延びるために使っている空想、幻想の世界が、様々な事情によって極めて不健康なものに毒されたときではないかと筆者は考えている。主人公とその仲間が様々な困難を乗り越え、闇に支配された世界に光を呼び戻すといったストーリーは、様々なおとぎ話で繰り返されてきたテーマである。

まとめ／スクールカウンセリングで

・「見える」「聴こえる」が本当に知覚のことなのかを確認する。

・錯覚、幻覚、偽幻覚（仮性幻覚）を区別する問いかけを怠らない。

・問診で患児の実感の追体験を試みると、病的度合いや対応の方針が自ずと把握
　できる。

column
03

感覚・知覚・表象・対象

これらの近接する言葉は、専門的になるほど区別が曖昧である。特に精
神分析では、一人の理論家がひとつの単語を複数の異なった意味で用い
ていたり、学派によって意味が違ったりするので（ましてや独語、英語、日本
語など言語間でもニュアンスが異なるだろうから）簡単には整理できない。ここ
では筆者なりに説明する。

感覚sensation：感覚受容器が身体の内外から受けた刺激を感じ取る働
き。また、その内容（認識や意味づけのない段階）。

知覚perception：感覚器官への刺激情報をもとに、外界の事物をひとま
とまりの意味のある対象としてつかむ心のはらたき。

表象representation：知覚に基づいて意識に現れる外的対象の像。イメ
ージやそれが再現、空想されたもの。対象が現前している場合は知覚表
象、記憶によって再生される場合は記憶表象、想像による場合は想像表
象。感覚的・具体的な点で概念や理念と異なる。

対象object：認識や意思などの意識作用、感覚、行動の作用が向かうも
で、物、心、実在、観念など。

補足

・自閉スペクトラム症に見られる感覚の特性（過敏さや鈍感さ）の評価に、
　ダンDunn[*51]によって開発された**感覚プロファイル the sensory profile**

の応用が期待される。本邦でも公開されている[*52]。他に、感覚発達チェックリスト改訂版(JSI-R)[*53]もある。

・錯覚と幻覚は知覚の領域の現象。偽幻覚(仮性幻覚)は表象の領域の現象であるといえる。

・急性ストレス反応や心的外傷後ストレス障害のフラッシュバックの症状は、侵入的な記憶の症状というより、侵入的な記憶表象の症状と理解することができよう。そう考えると、治療目標は記憶の消去ではなく(そもそも記憶は消えるものではなく、想起しにくくなるものであろうが)、鮮明な表象によって引き起こされる強い恐怖を減弱させ、日々の精神活動の中での、心的外傷体験の記憶表象の影響力を相対的に弱めることにあるといえそうである。

・精神分析の諸理論をよく整理して理解するためには、外界に実在する**外的対象**external objectと、個体の精神内界に形成される**内的対象**internal objectをよく区別しておくことが大切である。**対象関係**object relation(s)というときは、後者との関係のことを指しているのが殆どである。つまり、対象も対象関係も、個体の精神内界で起きているのである。この前提に触れないまま論を展開する専門書が少なくないので注意したほうがよい。

・ついでながら、小さな引用の誤りが大変な混乱を招いていることもある。たとえば、フェアバーンFairbairn WRDの「自我は本能の満足のために対象を求めるものでなく、本来、"対象希求的"なものである」がそうである。正しくは、"対象関係希求的"である[*54]。つまり、希求されるのは、愛着の対象ではなく、愛着対象との関係、あくまでも関係なのである。だから、お人形や動物のぬいぐるみとの関係でも希求する心にとっては代償となりうる。ウィニコットWinnicott DWのいう**移行対象**transitional object[*55]が成立するのも、このためだろうと考えられる。

1.7 思考

何度も手を洗う中学生男子

―――――挨拶や診察の進め方などの説明を終えた後のやりとり

母親：　この子、急に潔癖症になったんです。

診察医：潔癖症ですか？　どういうことなんでしょう。

母親：　何度でも手を洗うんです。

患児：　……。

診察医：何度でも？

母親：　はい。トイレに行くたびに、毎回も手を洗います。

診察医：1回、何分くらいですか？　時間を計る人はいないと思いますが、大体でいいので。

患児：　10分くらい。

診察医：え？　そんなに長く手を洗うんですか？

母親：　そうなんです。いつまでも洗面台から離れないんです。水道代も物凄くかかるようになりました。

患児：　……。

診察医：トイレ以外で、何かそうなる切っ掛けはありませんか？

母親：　他に、お金とか、弟が触った物とかに手を触れたとき。

患児：　汚いからです。

診察医：え？　汚いと思うんですか？

母親：　潔癖症です。

患児：　……。

診察医：お金も汚いと感じますか？　ご自分の心境はどんな感じですか？

　　　　　　　　　　　　　　→ここで、汚いと考えることについての自我違和感を確認

患児：　なんか、本当は汚いとは思わないんですけど、そう考えるのが癖みたいになってて。

診察医：癖ですか？

I 知識編
第1章 精神現在症の評価

053

患児：　癖というか、ふと、そういう考えが浮かんでくるんです。

診察医：毎回、繰り返し浮かんでくるんですか?

→ここで、思考に反復性があるかを確認

患児：　毎回です。手を洗う前は、必ずそうです。

診察医：苦しくないですか?

患児：　苦しいです。だから手を洗うんです。

診察医：手を洗うと、どうなりますか?

患児：　考えてしまう苦しさは、そのときだけは楽になります。

診察医：そう。だから毎回長い時間、手を洗うんですね?

患児：　そうです、そうなんです。手を洗いなおすと楽になりますが、また
　　　　同じように考えてしまします。

母親：　え? そんな気持ちでいたの?

患児：　うん。

診察医：ちょっと変わった質問をしていいですか?

患児：　何ですか?

診察医：汚いと考えるのは、外から入ってくる考えではないですか?

→ここで、思考吹入の確認

母親：　え?

患児：　外から考えが入ってくる? 何ですか、それ。

診察医：いえ、念のための質問です。大丈夫でした。

　思考thinkingは、「感性から与えられた材料を統合し、対象の本質や諸側面の関連を把握し、概念を形成して判断や推理を行なう人間の心的機能」とされる[56]。この一文を味読すると重要な要素が扇のように広がって示される。すなわち、感性（知覚あるいは感覚を通過してきた事柄）に異常があれば思考が影響を受けるのは当然である。だから、思考の前に知覚を評価するのである。統合・関連把握・概念形成がなされるとき、まとまりのあり方や、まとめるスピードといった側面がある（思考の形式）。判断・推論には、まとめられた思考の中身が

あり（思考の内容）、そして心的機能であれば体験のひとつであり、その思考を自身がどう受け止めるかという側面がある（思考の体験）。つまり、思考の異常には、思考形式の異常、思考内容の異常、そして思考体験の異常がある。

思考の異常は、他の精神現在症の項目と対比するとわかりやすい。専門家によってそれぞれの位置づけが異なるので、異論を承知の上で、臨床での利便性を優先して筆者なりに整理してみよう。先取りしておくと、下位類型をなるべく少なくして扱いやすくするために、「思考の流れ」は思考形式に含めることにする。思考体験の異常ともされる「優格観念（支配観念）」は、妄想との対比が重要なので、「念慮」とともに思考内容の異常で触れる。「恐怖」は思考内容の異常であるが、不安と対比して理解することが臨床の上では重要なので、あえて 1.8 気分・感情に回す。「思考吹入（考想吹入）」、「思考奪取（考想奪取）」、「思考伝播（考想伝播）」は自我意識の異常に位置づけられるべきかもしれないが、思考体験の異常の中で説明する。思考の形式・内容・体験のどこにでも位置づけられる「強迫思考」は、独立して説明する。あわせて、意欲・行動の異常に入れるべき「強迫行為」については、ここで触れる。

思考に限らず、およそ物事には形式と内容のふたつの側面が必ずある。大きくは（児童）精神科臨床・カウンセリングの営み全体、小さくは治療・セラピーでの対話もそうである。内容のみに没頭し、形式（＝構造）をないがしろにするのは戒められるべきである[57]。内容よりもまずは構造を大切にすべきだ。思考の定義に従い、構造を重視する立場から、思考形式、思考内容、そして思考体験の順序で述べていこう。

1.7.1 思考形式の異常

観念奔逸（思考奔逸）flight of thought は、観念が次から次へとほとばしりでて、話題が次から次へと移り広がっていき、内容の関連や単なる発音の類似による連なりで思路が進むのをいう。大抵の場合、発語衝動が亢進し、早口で多弁な状態に陥る[58]。主観的には楽しいらしく、自身が創造性に溢れていると体験しているようである。主に躁状態で認められるが、統合失調症などでもみられる

ことがある。**思考制止 inhibition of thought**は、思考の過程が平均して遅く、会話が先に進まないことをいう[59]。主観的には、考えが浮かばない、ぼんやりして集中できないという体験のようである。主にうつ状態でみられる。**迂遠circumstantiality**は、思考の過程が回りくどいことをいう。思考の目標は保たれているが、目標に到達するまでの説明が細部にまで入りこんで、必要以上に長く詳しい。几帳面、生真面な性格からくることもあるが、てんかん、知的障害でもみられることがある。通常の診察時間では、迂遠な話に最後まで付き合うことが難しいので、主観的には、話を聞いてもらえなかったとの不全感や不満を抱く結果になることが多いようである。**思考途絶 blocking of thought**は、思考の流れが突然に遮断される現象で、何の理由もなく会話の途中、文章の途中で思考が途絶える。再び話し出すのを捉えて、「さっき急に黙ったのはどうしてですか」と質問すると、その現象が思考途絶であるか確認できる。こうした確認の必要性を北村は強調している。なお濱田によれば、こうした質問に対して「なぜ黙ったかわからない、忘れた」などと答えることが多いという。児童の場合、てんかんの欠神発作との鑑別が必要と考えられる。

　連合弛緩 loosening of association, loosing of thoughtは、思考過程において連想と次の連想の間の意味関連が薄れ、一定の思考目的に向かう課題の決定傾向も欠損することをいう。統合失調症に多いとされる。原田は連合弛緩について以下の指摘をしている。つまり、思路の障害を正確に評価するためには、観察の意味での傾聴が役立つこと、連合弛緩は軽い意識障害判定の一指標でもあるため、思路の障害だけで統合失調症と器質性精神障害を鑑別することはできないことである（例として、内分泌疾患、つまり症状性精神障害に基づく連合弛緩の例をあげている。だから、外因性精神障害→内因性精神障害→心因性精神障害の鑑別順序が重要なのである。第2章を参照）。**支離滅裂 incoherence**は、思考がまとまらず、観念同士の意味のある結びつきを欠く状態である。連合弛緩が強くなった状態である。いずれも主観的にはどのような体験か、筆者にはなかなか想像できない。しかし、患者がとてつもない苦痛を体験しているだろうことは、感じてとれる。なお、意識混濁があって支離滅裂の場合を**思考散乱 incoherenet thinking**[60]

ということがある。思考の前に意識を評価する理由はここにもある。

　児童の場合、支離滅裂と区別すべき状態像がふたつ考えられる。発達的な表出言語の弱さと、病的な早口である。**表出性言語障害** expressive language disorder (F80.1) では、幼児期の初語や二語文の遅れなどがみられる。その後も話し言葉の遅れが続くと、学習障害（「話す」の障害）になる。そのような児童が話す文章は、言葉が乏しかったり、語彙と意味がずれたり、文章のまとまり（統語）が悪かったりする。また、本邦での報告はあまり多くないが[*61]、**早口症** cluttering (F98.6) では、速く話しすぎるあまり流暢さを欠き、話し方のリズムが乱れ、まちがった言い回しが増える。筆者にそのような症例の経験はないが、ある言語聴覚士によれば、話が著しくまとまりを欠くので支離滅裂と誤解されることがあるという。鑑別には発達歴の聴取が重要である。つまり、もともとどうであったかを確認すればよい。

1.7.2　思考内容の異常

　妄想 delusion は、主として自分自身に結びついた誤った確信で、事実無根の内容にもかかわらず、どのような反証があっても決して訂正しないものをいう。事実であれば妄想ではない。また、何らかの説得によって、あるいは自発的に内容に疑問を抱き確信がゆらぐ場合は妄想とは呼ばない。診察や面接の場面だけでは、事実かどうかの確認には限界がある。他の情報源が必要だが、実は情報源があっても確証が持てないこともある。了解不可能で、内容が奇抜であり、根拠がないのであれば、妄想だと判断しやすくなる（ある症例検討会で、宇宙は11次元だと述べた患者の発言を、ほとんどの精神科医は妄想だととらえたことがあった。たしかに奇抜な発言かもしれないが、最近の物理学の超弦理論で計算された次元は11であるから、超弦理論を知っていたこの患者の発言は妄想ではない。精神科医が無知だっただけである）。妄想は20以上に細分化できるが、ここでは児童精神科臨床で関わることのある主要なもののみをあげる。アルコールからくる精神障害にみられることがある「嫉妬妄想」、認知症にみられることがある「もの盗られ妄想」、自分の体や臓器、生死を否定する「否定妄想」（これを中心として抑うつ、不安、自傷傾向などがみら

れるのが「コタール症候群」である）などは除外した。

　ついでながら、**了解comprehension**とは、相手の心の状態が「わかる」こと
をいう。相手の個々の心的体験をそのままに受け止めて「わかる」静的了解と、
心的な過程の因果関係を認めて「わかる」発生的了解がある。これに対し、自
然科学的な因果関係の解釈を**説明explanation**という。

　ここで、妄想の古典的な分類もみておこう。そこには臨床上に役立つ考え方
が示されている。古典的な分類[*62]では、妄想は、感情や他の体験から導かれた
ものでなく、それ以上心理学的にさかのぼれない**一次妄想**（ヤスパースJaspers K
のいう真正妄想）と、他の体験や環境への反応として心理学的に了解できる**二次妄
想**（ヤスパースのいう妄想様観念、シュナイダーSchneider Kのいう妄想様反応）に分けら
れる。たとえば、自閉スペクトラム症の患児が妄想状態を呈したときに、操作的診
断基準では単なる統合失調症だとしても、その妄想が一次妄想か二次妄想かを
検討しておくと、患児の病状や病理の深さと性質を理解するのに役立つであろ
う。一次妄想には、突然に何の媒介もなく誤った観念が浮かびこれを確信する体
験である**妄想着想Wahneinfall**〔独〕、外界の実際の知覚に誤った意味づけをす
る**妄想知覚Wahnwahrnehmung**〔独〕、および**妄想気分Wahnstimmung**〔独〕
がある。妄想気分は、不明の何かが起こったという、漠然としている不安と切
迫感、高揚感をともなう漠然とした変容感で、周囲の違和感、不気味感、異様な
雰囲気の体験である。あるいは、周囲のすべてが新たな意味を帯び、不気味で、
何かが起ころうとしているという体験である。妄想気分は、妄想準備野におけ
る情動的緊迫の特殊な形態であり、妄想の前段階と考えられる（詳しくは文献[*63]
を参照）。妄想気分を気分・感情の異常に位置づけるのは誤りとされる。種々の
妄想について、妄想着想か妄想知覚かを執拗に検討してもさほど臨床的な意味
はあまりない。だが、妄想気分が統合失調症の発症を警戒すべき症状だと理解
しておく必要がある。これは、青年期の臨床で欠かせない知識である。

　被害妄想delusion of persecutionは、他人から嫌がらせをされる、危害を加
えられると思い込む妄想である。誰かから監視されていると確信する**注察妄想
delusion of observation**、食べ物などに毒が混入されていると確信する**被毒妄**

想delusion of poisoningも被害妄想に含まれる。被毒妄想は拒食の理由になりうる。しばしば治療に必要な薬の内服拒否にもつながる。

微小妄想delusion of belittlementは、自分の価値や能力を低いと確信する妄想である。財産を失ったと思い込む貧困妄想delusion of poverty、重大な過失をしたと思い自分を責める罪業妄想（罪責妄想）delusion of guilt、そして、重くて不治の病気にかかっていると確信する心気妄想hypochondriacal delusionがある。微小妄想はうつ病との関連が強く、児童でもうつ病が重症の場合は、こうした妄想が生じうる。統合失調症やうつ病の患者が自殺を考える背景に、こうした妄想がありうる。妄想による苦痛は強烈であろう。医療者やセラピストからみれば現実ではないため、ときにその苦痛の深刻さを甘く見積もることもあるが、それは間違いである。患者にとって、妄想は現実と同じ重さと実感がある。ちなみに、「うつ」と低い自己評価が一緒に認められたときは、うつ状態なので自己評価が低いのか、自己評価が低いからうつ状態なのか、抑うつ気分（1.8を参照）と低い自己評価が同時に生じているのか、様々な可能性をよく検討することが求められる。拙速に原因を決めつけないほうがよい。

誇大妄想megalomaniaは、自分の価値や能力を高いと過大評価する妄想である。高貴な家柄であると思い込む血統妄想descent delusionや、特定の人から愛されていると確信する恋愛妄想（被愛妄想）erotomaniaが含まれる。誇大妄想は、躁病のみならず統合失調症などでもみられるので、誇大妄想のみで躁病だと単純に考えないほうがよい。なお、子どもがよくする"強がり"を誇大的な症状ととるのは誤りである。

関係妄想delusion of referenceは、周囲のささいな出来事や他人のなんでもない言葉や態度を強引に自己に関連づけるものをいう[64]。周囲で他人が話していると自分の悪口や噂をしていると決めつけたり、新聞の記事が暗に自分のことをほのめかしていると考えたりするものもある。

言葉遊びのように受け止められるかもしれないが、ここで、以下のような峻別作業が求められる。たとえば、学校教室で自分が悪く言われている、思われているなどと患児が訴えたとしよう。「聞こえる」と体験した場合、実際に言わ

れているのであれば、それは事実である。休み時間など多くの生徒が雑談している状況においてなら、カクテルパーティー効果（1.6を参照）によって自分に関する言葉を拾い聞きし、自分の悪口だと聞き違いしているのかもしれない（錯聴）。頭の中で自分の悪口をいう声が聴こえる、響くという場合は偽幻聴（仮性幻覚）である。教室に誰もおらず、また音響機器とも関係なしに、頭の外から悪口が聴こえるという場合は幻聴の可能性が高い。一方、絶対悪く「思われている」、嫌がらせをされると頑なに主張して考えを変えない場合は、事実または被害妄想である。他の情報源があると、事実と妄想を区別しやすくなる。悪く思われていると考えたけれども、自発的にあるいは誰かの説得で疑える、考え直せる、訂正できる場合、それは**被害念慮**である。区別しにくいこともあるが、児童精神科臨床、スクールカウンセリングでは、以上のことを踏まえて被害感の性質を丁寧に確認しておきたいものである。そうすることで、対応や薬物治療の適応を判断しやすくなる。共感は、こうした確認を通じ追体験を試みることで初めて成り立つ。聞き流しの傾聴は、極めて不十分である。

　優格観念（**支配観念**）overvalued ideaは、強い感情や個人的な価値観に基づき、他のすべての思考に優先して長期間続く思考のことをいう。強制感や自我違和感が少ない点で強迫思考とは区別され、訂正可能な余地をいくらかでも残している点で妄想とは区別される。北村は、①強く保持されている信念であるが、その強さは妄想ほどではない、②通常、妄想の場合とは異なり、その者の精神性生活を占有する、③多くの強迫観念（強迫思考）と異なり自我同質である（つまり自我違和感がない）、④しばしばパーソナリティの異常に依拠して成立する、⑤その者のパーソナリティや生活史を知っていれば了解可能である、⑥一般の人々のそれと比較するとその内容は異常であるが、いくつかの妄想のように奇異ではない、⑦機能の障害もしくはその者や周囲の者に対する苦痛を生じる、⑧不安や怒りなどの強い情緒を伴う、⑨多くの妄想と異なり、「正当化される」ような行動を繰り返すことが多い、⑩本人からメンタルヘルスの専門家に助けを求めることは少なく、むしろ家族やその他の人々によって連れてこられる、との特徴を列挙している。**神経性無食欲症 anorexia nervosa**（F50.0）

のやせ願望が優格観念（支配観念）の典型といえるだろう。ほかに、**心気障害** hypochondriacal disorder（F45.2）の身体疾患へのとらわれも優格観念といえそうである（ただし、強迫思考の構図でみたほうが理解しやすい場合もある）。逆に言えば、一見神経無食欲症の臨床像を呈していても、あるいは、診断基準を満たしていたとしても、やせ願望が優格観念ではなく、実は何らかの妄想を背景にしているのであれば、その患者の疾患の本質は統合失調症に近いかもしれない。あるいは、やせ願望が実は幼児期からみられる興味の偏りや異質なこだわりが形を変えてそのように現れているとしたら、その患者の本質は自閉スペクトラム症と考えたほうが、より臨床的である。細かく精神現在症を評価する意味は、ここにもある。

1.7.3　思考体験の異常

自生思考 autochthonous idea は、今考えている内容と何らつながりのない考えがひとりでに浮かんでくる現象で、束縛感を伴う。どの程度から病的とみなすかの区別は難しいかもしれない。**思考吹入**（考想吸入）thought insertion は、他人の考えが自分の中に押し込まれてしまう体験をいう。**思考奪取**（考想奪取）thought withdrawal は、生起した考えが取られてしまうという体験をいう。**思考伝播**（考想伝播）thought broadcasting は、自分の考えが他に伝播してしまい、他人に自分の考えがわかってしまうという体験をいう。後の三者は特に、自分と自分でないものの境界が極めて曖昧になっていることを示唆する症状で、統合失調症を強く疑わせる。

1.7.4　強迫思考と強迫行為

強迫思考（強迫観念）obsessive idea は、表象、衝動がたえず心を占め、意識して除去しようとしても取り除けない現象をいう。自己所属感はあるものの、異質なものであり、自己の意思で統制できないとの認識があって、強制的に感じられる[*59]。思考の能動性が保たれている点で自生思考とは異なり、内容の不合理さを批判的にとらえていることで妄想と区別され、さらに内容が人格と調和

せず苦痛を伴う点から優格観念（支配観念）とも分けられるとされるが[56]、区別しにくい場合が少なくないかもしれない。自生思考と強迫思考の侵入思考の違いについては、前者では患者が「とりとめなく考える」と訴えるが、後者では「〜と考えずにはいられない」と訴えるとの説明もある[28]。強迫思考は、定義がなかなか複雑なので、あえてごく平易に、①ある考えが繰り返し頭に浮かぶ、②その考えの内容はばかばかしいと自覚している（違和感がある）、③その考えはなかなか止められず、無理に止めようとすると不安になる、④その考えは自分の考えである、と筆者はまとめた[65]。強迫思考の内容によっては、その不安を和らげるために何らかの繰り返しの行為に結びつくことがあり、それが**強迫行為** compulsive act である。強迫行為の背景には必ず強迫思考がある。なお、頭の中で、言葉・数や計算・浮かんでくる考えを繰り返し打ち消さずにいられない場合もあり、その結果行動が遅くなることがある。これを**強迫緩慢** obsessional slowness という。

　なお、こうした強迫症状と自閉スペクトラム症の常同的・反復的行為の区別は、さきに述べたような①〜④の強迫の特徴があるか、その行為に自覚的な苦痛を伴うかの点にある。一見同じような症状でも、自閉スペクトラム症の常同性の特性が臨床症状として前面に出ている場合、自閉スペクトラム症と強迫性障害が併存している場合、あるいは、自閉スペクトラム症に統合失調症が併存し、繰り返し命令する幻聴に逆らえず同じ行動をとる場合など、多くのパターンが考えられる。精神現在症を一通り評価すれば、診断や併存診断や除外診断の根拠が得られる。

まとめ

・思考の異常には、形式、内容、体験の異常があることを理解しておく。

・問診では、思考体験の異常についても問えるようにしておく。

・連合弛緩だけで統合失調症と診断を決めつけない。

・神経性無食欲症やせ願望が、優格観念（支配観念）で間違いないか気を付ける。

・強迫的な症状について、細かく峻別できるように予備知識を持っておく。

スクールカウンセリングで

・事実、被害念慮、被害妄想を区別する努力をしつつ、クライエントの気持ちを汲む。

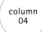
column 04

被害感と対人距離

被害妄想という言葉は、いまや日常語として広く用いられている。ある人が周囲の人から嫌がらせをされていると誤解している、または思い込んでいるのをいうようである。ここでは、本人と周囲の人との対人距離に注目し、被害感について考えてみたい。

身内から嫌がらせをされているとの訴えだけでは、被害妄想かどうかはわからない。事実の可能性が大いにありうるためである。事実確認をしなければならないが、極端な場合、身内が全員グルになって医師をだましているとなれば、それも難しい。本人の訴えは事実であるにもかかわらず、病的な妄想の症状だと誤診してしまうことになる。

一方、同級生など、親しいけれど少し距離のある相手から嫌がらせをされているとの訴えに対しては、事実の可能性を頭に置きつつも、被害念慮の可能性をまず考えて接したほうがより実践的だろう。日常用語の「被害妄想」そのものである。

通りすがりの見知らぬ人など、まったく関係のない人物から嫌がらせをされているとの訴えがあった場合は、よほどのことがないと事実とは考えられないので被害妄想の可能性が高い。被害念慮を抱く了解可能な理由も、とうてい考えにくい。

このように、被害感に関する訴えがあった場合は、身内に対してはどうか、身近な知人に対してはどうか、そして、見知らぬ人に対してはどうかを尋ねると、訴えの病的度合いが推測できるであろう。

子どもと空想

1.6で触れた通り、子どもの心は豊かな空想の世界に溢れている。やや大げさだが、現実世界を比較的無力な子どもとして生き延びるためには、空想・ファンタジーは不可欠なものといっていいだろう。代表的なものとして、**イマジナリーコンパニオン**imaginary companion、つまり、空想の友達がある。秘密の"存在"のことが多いが、子どもがあっさり話してしまい、周囲の者から異常だと誤解を招くこともあるようだ。また、**ファミリードリーム**family dreamが知られている。これは、自分は、本当は別の家族の子どもかもしれないとの空想である。小学3年生前後の女児にみられることがあるようだが、誰かに話されることもなく、年齢が上がると、そのように空想していたことを本人も忘れてしまうようである。空想の世界はなかなか興味深い。健康な空想の機能を病気扱いすべきではない。

崩れゆく強迫の概念

最近、強迫症状の構成要素である自我違和感はあまり強調されなくなった。DSM-5の**強迫症／強迫性障害**obsessive-compulsive disorder[*66]にそのような言葉はなく、「不適切なものとして体験」「病識が十分または概ね十分／病識が不十分／病識が欠如した・妄想的な信念を伴う」との程度の簡単な表現になった。それどころか、**醜形恐怖／身体醜形障害**body dysmorphic disorder、**抜毛症**trichotillomania (hair-pulling disorder)など、自意識や神経症性習癖の問題とみたほうが臨床的と思われる疾患までもが、**強迫症および関連症群／強迫性障害および関連障害群**obsessive-compulsive and related disordersの大きなカテゴリーにまとめられるようになった。筆者には、何だか強迫の構成要素への姿勢がずいぶん緩くなったように感じられる。たしかに醜形恐怖や抜毛症に強迫的な側面があることは否めないが、病理の本質的な理解がずれているか

もしれない。思えば、自我違和感などといった、じっくり吟味され把握される曖昧な事象は、早わかりが求められる操作主義には似合わないし、ましてや生物学的精神医学の立場では扱いにくいし不都合なのであろう。強迫症状の概念の弛緩には、このような背景があるのかもしれない。

1.8 気分・感情

気分mood（affect）・感情emotionは日常生活ではほとんど区別なく使われる言葉だが、つきつめると、使い分けは実は簡単ではない。感情（感動）emotion、気分mood、情熱passion、情動affectを分けて説明する立場[67]もあれば、感情feeling、情動affect／emotion、気分mood、情熱（情念）passion、心情（情性）moral、そして愛loveまでも説明・言及する専門家もいて[68]興味深い。日本語でも英語でも、そもそも人によって使い方の区別が違うとの指摘[69]すらある。ここでは、ICD-10の言葉に沿って気分・感情[70]の言葉を用いた。さらに、厳密な分類からずれてしまうのを承知の上で、臨床実践の便宜上、不安もここに含める。患者・患児・保護者が言う「気分」「感情」も、意味しているのは何かをしっかり確かめることが重要な場合も少なくない。

やる気が起きないという中学生
────挨拶や診察の進め方などの説明を終えた後のやりとり

診察医：やる気がおきないということについて、説明できそうですか？

患児：　……。

　　　　　　　→返事がなかったり、遅れがちだったりすると思考制止の可能性が頭をよぎるが、
　　　　　　　　　　　　　　　　　　　　そう決めつけるにはまだ早い

診察医：じゃ、こちらから質問していいですか？　返事に困ったときは、答えにくいって言っていいですよ。

患児：　はい。

診察医：食欲はどうですか？　食事の時間になるとお腹はすきますか？　食べ

ると味はわかりますか?

患児：　あ、お腹はすきます。味もわかります。

診察医：最近、夜は何時に寝て、朝は何時に起きますか?

患児：　0時頃に寝て、7時半に起きます。

→答えやすい質問に変えると返事がすぐ返ってくるので、思考制止は否定できそうである

診察医：もともと、そのペースですか?

→気分障害など、発症の屈曲点の確認のための質問のひとつ

患児：　あ、はい。

診察医：だとすると、食欲や睡眠は元々と変わりないんですか?

患児：　変わりないです。

診察医：で、やる気が出ないというのは、どういうどういうことでしょうか?
　　　　どんな内容でしょうか。

患児：　部活です。吹奏楽部なんですけど、今回部長になったんです、ほん
　　　　とは嫌だったけど。

→ここで自発的に詳しい事情を話しているので、思考制止については否定されよう

診察医：本当は嫌だった?

患児：　はい。小学生の頃からトランペットを習っていたんで、演奏が上手
　　　　いからという流れで。

診察医：ああ、そう。部長は大変なんでしょうか?

患児：　大変です。協力してくれる人がいないことはないですけど、みんな
　　　　いうことをきかないんです。特に、後輩がやる気ないんですよ。練
　　　　習とか平気でサボるやつもいて、全然まとまらないんです。

診察医：副部長とか、顧問の先生とかはどうですか?

患児：　顧問の先生はあんまりわかっていないみたいです。副部長には相談
　　　　してますけど、なかなかいい解決策が見つからないです。

診察医：なるほど、それで困っているということですね。

患児：　はい。

診察医：趣味とか気分転換とか、勉強とかはどうですか?

患児： あ、ゲームとか楽しくやってますよ。勉強も普段通りです。

診察医：一日中何をしていても、気分がずっと、しかも半月くらい沈んでいるということはないですか？

→持続的な抑うつ気分の確認

患児： あ、そこまでではないです。

診察医：中には、落ち込んだ気分をまぎらわすために、必死でゲームをするような場合もあるようですが？

→念のための、抑うつ気分の再確認

患児： そういうことではないです。

診察医：ああ、そうなんですね。お母様がやる気がないと心配したのはどうしてなんでしょうね。

患児： 休みの日ですよ。

診察医：休みの日？

患児： 土日も部活の練習があるんですけど、悩んじゃってなかなか朝起きられないから。

診察医：ああ。それがお母様の目には、"やる気がない"と映ったということなんでしょうか？

患児： そうなんです。その通りです。

診察医：平日は大丈夫？

患児： 大丈夫ですけど、部活の時間が近づくとなんか不安になります。

診察医：そう。ドキドキしません？

→動悸など、不安や心配に伴う身体の反応の確認

患児： あ、そういえば、たしかに。ドキドキします。不安で緊張します。部員をまとめなきゃと思って。

診察医：そんなに不安になりますか。やっぱり、部長って責任重いですか？

患児： きついです。

診察医：スクールカウンセラーと会ったことはありますか？

患児： ありません。親からうつ病とか心配されて病院に連れてこられたん

です。

診察医： あ、そう。部のまとめ方について、事情や悩みを聞いて解決策を一緒に考えてくれる人がいるといいですね。一人で悩むのはきついでしょう。

患児： そう思います。

　本節では、気分（感情）障害 mood (affective) disorder に関わる気分について、および、主に神経症性障害、ストレス関連障害および身体表現性障害 neurotic, stress-related and somatization disorders に関わる不安と恐怖（ただし、恐怖は本来、思考内容の異常とされる）について説明する。

　まず、躁状態（および軽躁状態）のときの気分を表現する言葉をいつくかあげる。「うつ」については、その広い意味を提示する。また、躁とうつが合わさった混合状態のときの気分について、北村の詳細な記述に拠りかかって説明する。以上が気分の主に量的な異常である。

　主に質的な異常については、児童精神科臨床に関わる DSM-5 の重篤気分調節症 disruptive mood dysregulation disorder の、かんしゃく発作の間欠期の持続的な易怒性 irritable mood または怒り angry、うつ病（DSM-5）／大うつ病性障害 major depressive disorder などの診断項目の、子どもや青年での易怒的な気分 irritable mood、反抗挑発症／反抗挑戦性障害 oppositional defiant disorder*71 の神経過敏 touchy、いらいら easily annoyed に近接する内容に主に触れる。次に、不安と恐怖について、対比も含めて説明する。

　ここで、あらかじめ強調しておきたい5つの要点がある。①躁状態のときの気分を表す用語は複数あり、行動につながった場合のあらわれ方も異なる。そもそも、爽快感に満ちた、きれいな躁病は比較的少ないとの濱田の指摘がある。さらに、②うつ状態のときの気分を表す言葉は "うつ" や "抑うつ気分" と単純なのだが、その意味内容は極めて広く、「どんなうつ」か、あるいは「何のうつ」かまで把握しないと、患者・患児・クライエントについての理解にも、治療方針の決定にも間違いが生じやすい。また、③不安と恐怖について一応の定義はあ

るのだが、専門用語すら混乱している。さらに、④不安と恐怖は、身体疾患を
含めたすべての疾患に必ずといっていいほど付随するものである（ごくあたりま
えの身体疾患からくる恐れなのに、そうした症状を「ストレスのせいですよ」と言い切られて
いることが、しばしばある）。だから、不安障害や恐怖症（恐怖症性不安障害）と言い切
るためには、不安や恐怖を伴うことがある何らかの身体疾患や他の精神疾患が
主診断である可能性を一通り考えることが重要となる（第2章を参照）。しかし、
⑤いったんその主診断で治療が始まったとしても、付随する不安や恐怖の側面
に配慮することが臨床的に重要である[*72]。

1.8.1 主に量的な気分の異常

躁状態のときの気分の異常には、快活で生き生きとして楽天的な状態である
爽快（高揚）気分elation（hyperthymia）、全身が生命力や活力に満ちた感じで、幸
福感や自信の増大を伴う**発揚気分exaltation**がある。後者は、爽快というより
自己中心的な思い上がりから生じる張りつめた高い調子、との説明もなされる。
図式的だが、前者のみであれば、自分の思い通りにならない状況でも反応的な
怒りは誘発されないであろう。しかし、後者の場合、周囲と衝突する状況にな
ると、すぐに怒りが引き起こされ、暴言や暴力行為に至る可能性が高い。すぐ
に不機嫌になりやすいのである。軽躁状態でも、軽い発揚気分があると周囲が
迷惑するような行動につながるかもしれない。躁状態は、対人関係に悪影響を
及ぼす病的状態である。DSM-5では、気分の高揚elevated、開放的
expansive、易怒的irritableと並列的に記述されているが[*73]、爽快気分（高揚
気分あるいは気分の高揚）と発揚気分は、できれば分けて評価しておくとよいであ
ろう。DSM-5でいう易怒的とは、発揚気分のことだと理解できそうである。

ここで、ふたつのことが指摘できる。まず、もともとの本人から想定可能な
言動を超えた様子で病的な易怒性がみられた場合には、躁状態や軽躁状態の可
能性を考えうることである。その際は、他の人や保護者から普段との差異を聴
取することが重要である。本人からの情報だけでは確証に至らないかもしれな
い。もうひとつは、易怒性がうつ状態など他の気分の異常状態でも生じうるこ

とである。睡眠、気分、他の行動のあり方など多面的に評価して区別することになる（monologue 03を参照）。

　うつ状態のときの気分は、気分が滅入って沈んだ状態である**抑うつ気分**depressed moodである。ときに、将来に希望がないという**絶望感**hopelessness、自己の価値を過剰に低く評価する**無価値感**worthlessness、取るに足りないような些細な過失や怠慢に対し、取り返しがつかないことをしたなどと過度な罪の意識を感じる**罪責感**（罪業感）guilty feelingを伴うことがある（細かくいえば、これらは気分ではなく感情の症状）。

　"うつ"、"抑うつ"、"うつ病"は、細やかに区別されることなく曖昧に使われている[*74]。英単語では、すべて"depression"である。ここでは、原田の指摘と説明[*75]を提示して注意を促したい。

1）感情の一様態、すなわち、うつ（抑うつ）気分depressive mood。
2）一精神症候群として、すなわち、うつ状態depressive state、うつ症候群depressive syndrome。
3）精神障害のひとつ、すなわち、うつ病depressive illness。

　つまり、症状・状態・疾患の様々な水準を同じ言葉で表していることからくる混乱である。さらに、抑うつ状態とよく似た状態像がある。心身の疲労、急性・慢性疾患、持続性のストレスなどから生じた神経の刺激性衰弱状態である**神経衰弱**neurasthenia[*76]と、信じて打ち込んできた事柄が裏目に出たときに疲弊、落胆、自己嫌悪などが生じる**燃え尽き**burn-outである。"うつ状態"は、これらとも区別する必要がある。さらに、うつ状態を呈する疾患は非常に多い。第2章の鑑別疾患で触れる。なお、神経衰弱とうつ病にみられる脱力感および疲労感を意味する**無力症**adynamiaの用語もある[*77]。

　混合状態mixed stateは、DSM-Ⅳ-TRからDSM-5への改訂時に廃止され、"混合性の特徴を伴う"として双極Ⅰ型障害の中の特定項目に小さく位置付けられた。これは、DSM-Ⅳ-TRの基準が厳しすぎてこれを満たす患者が少なく、臨床的に有用でないとされたためだという。一方、混合状態では自殺の危険が高いこと、リチウムに反応しにくく、オランザピンやバルプロ酸が有効である

ことなどが報告されている[*78]。北村によれば、古典的精神病理学に従うと、気分の障害は、気分mood、思考psychic activity、意志motor activity（本章では意欲・行動としている）の異常から構成されている。この基本に則って考えれば、思考・気分・意欲と行動の構成がちぐはぐな場合に、混合状態だということができる。たとえば、思考は奔逸なのに気分は抑うつで、意欲と行動では心迫（1.9を参照）がみられる場合である。または、思考は制止、気分は発揚、意欲と行動は心迫などである。想像しただけでも危険な臨床像であることがわかる。混合状態は、正確には、気分の量的な異常ではなく質的な異常とみたほうがよい。構成がちぐはぐだからである。この状態は、ごく短期間でも気分障害の自然経過、治療経過のどこかで生じうると考えておいたほうが実践的と思われる。精神現在症を丁寧に評価する意義は、ここにもある。

1.8.2　主に質的な気分の異常

　不快気分dysphoriaは、刺激的で不機嫌な感情。**易刺激性**irritability（易怒的とも訳される）は、体験から不快な感情を抱きやすいことで、少々の不利からたちまち機嫌を損ねては激しく苛立って怒るものをいう。

　かんしゃく（発作）temper tantrum（temper outburst）は、過保護、過干渉に育った幼児が、欲求不満からわめいたり、ものを壊したりすることをいう。これは葛藤を言語で表現できる5歳頃までに消失するとの濱田の記述がある。重要な指摘といえる。児童精神科臨床の立場からは以下のように細かい段階に分けて説明することができるだろう。葛藤（対立する複数の傾向がぶつかりあうことで、欲求同士、欲求と外的状況、相反する感情など）を自覚できること、これを短時間でも心の中で抱えられる力が育つこと、そして、それを上手く言葉で表現できることである。言葉での表現や、やりとりが一種の緩衝として働くと、かんしゃくのような拙い手段を使わなくてすむようになる。こうした能力の成長によって、かんしゃくが軽減、消失するということができる。やはり、健康であれば5歳程度の情緒的発達水準とみなすことができそうである。なお、こうしたいくつかの要素は、重篤気分調節症の治療の要点と思われる。

以上、気分の様々なありようについて説明した。ややくどいかもしれないが、理解が進めば、（児童）精神科臨床での気分の障害において、より精緻な評価と介入ができるであろう。"情緒不安定"といったわかりにくい言葉で考えるよりは、より整理でき臨床に役立つ。

1.8.3 不安と恐怖

不安anxietyは、漠然とした未分化なおそれの感情、あるいは、対処不決定の漠然とした恐れの感情で、対象を欠く。「危険を予期することにより生じる心配の感覚」[77]という説明もある。一方、恐れる理由がないとわかっていながら、特定の対象や予測できる状況を不釣り合いに持続的に強く恐れるのが**恐怖**(症)phobiaである。よく区別しておいたほうがよいと考えられるが、専門用語すら混乱しているのが実情である（column 06を参照）。また、前節で説明した「妄想気分」に基づく不安は、精神病の性質が極めて強く、位置づけや臨床での意味合いがまったく違う。

不安も恐怖も、本来、生存のための正常な心の機能であることはいうまでもない。ところが、反応が強すぎたり日常生活に継続的に支障が生じたりする場合は治療すべき疾患として扱うことになる。

治療の際は、まず、患児ごとの主観的な不安や恐怖の特徴をよく把握するとよい。具体的には、状況因や誘発因子の有無、不安や恐怖の内容、強度を聴取する。また、その結果どのような行動に結びつくかの一連の流れを把握するとよい。登校しないなどの、逃げの回避行動のこともあるかもしれないが、回避行動ならそれはそれで、患児本人にとってのメリットとデメリットなどをよく理解する。ようするに、頭の中に時間軸を設け、不安や恐怖について、ストーリー、またはエピソードとして聴取するのである。すぐには上手く話せない患児もいるので、診察や面接で数回に分けて評価することもある。質問に答えているうちに自覚が生まれ、それだけでも少し気持ちに余裕が持てるようになる患児もいる。また、不安は、思考と身体の両方に影響を及ぼすことを理解しておいたほうがよい。不安の影響を感情（些細なことの憂慮、緊張感、焦燥感、驚愕反応）、

認知（予期不安、将来への不安）、および諸身体症状の3つのグループに分ける立場もあるが、ここではより簡単にふたつにしておく。まず、不安に駆られると、本人は診察医や面接者の予想を遥かに超える悪い事態を考えたりするものである。**分離不安症／分離不安障害** separation anxiety disorderであれば、保護者が病気にならないか、死なないかなど空想じみた怖いことを考えることがある。**社交不安症／社交不安障害** (社交恐怖) social anxiety disorder (social phobia) であれば、ともかく人前で大恥をかいて大失敗しないかを想像し、恐れる。**パニック症／パニック障害** panic disorderであれば、気が狂ってしまうのではないか（自制力を失ってどうにかなってしまう）、死んでしまうのではないかまで、怖いことを考える。**全般不安症／全般性不安障害** generalized anxiety disorderであれば、本来は不要な先々のよくない出来事のシナリオをあれこれと考えて気に病んでしまうのである。これらは、DSM-5の診断基準の通りである[*79]。さらに、不安や恐怖は身体にも影響が生じる。交感神経症状として、動悸、発汗、呼吸困難感（患者・患児はしばしば、「息ができない」と訴えるが、呼吸困難ではない。正確には「息がしにくい感じ」である）、胸部不快感、嘔気、めまい感、寒気や熱感などである。診察場面では、頻脈や手掌の汗で確認することができる。たとえば、自閉スペクトラム症や選択性緘黙の患児の場合、緊張感や不安が表情に現れにくいとしても、質問すれば身体の変化を答えてくれることもあるし、手掌（手背ではない）の汗から緊張を推し量ることが可能な場合もある。このように、不安や恐怖は、そのエピソードをよく把握すること、思考と身体への影響をよく確認してはじめて、充分評価できるものである。さらに、不安も恐怖も主観的ものなので、患児本人の主観をよく聞き出すことが大切である。児童精神科医やスクールカウンセラーの主観ではなく、患児本人の主観である。このようなことを予め理解しておくと、回避しているなら逃げたくなる患児の気持ちもよくわかってくるだろうし、治療方法も自然に判断しやすいし、さらに、治療効果判定の指標も具体的で明確なものになる。そして何より、患児本人が回復を実感できる具体的な目安をまとめられる。

　さらに、不安には**状態不安** state anxietyと**特性不安** trait anxietyがある。状

I 知識編
第1章 精神現在症の評価

073

態不安は一時的なものである一方、特性不安は人格の特徴とも考えられるような長期わたって特徴的に見られる不安である[67]。発達歴や現病歴の聴取を通じて特性不安が把握される。特性不安が極めて高い患児の場合、実際の適応状況が改善しても依然として過剰な不安が払拭されないことがある。ときには、治療そのものに不必要な不安を抱き、通院が途絶えがちになることもある。根気強い治療が求められる。不安の軽減を試みるが、不安に傾きやすい自分自身とどう付き合えばよいかの工夫をみつけることが、治療目標になることもある。

　以上、精神現在症としての気分・感情を説明した。精神現在症の場合、症状または徴候として気分や感情を把握するので、どちらかというとある程度持続的、または繰り返し生じるものを扱う。ところが、人の感情はもっと生き生きとして変化に富む。臨床では様々な感情の意味を理解し、患者・患児・クライエントの心情を汲むことが求められる。精神現在症からは離れてしまうが、臨床実践のために知っておくべきいくつかの感情の意味を表01-3にまとめた。

———

まとめ
・躁状態の気分には、爽快気分と発揚気分があり、両者は違う。
・「うつ」の多彩な意味を区別する。また、「うつ」でないものを「うつ」と言ってはいけない。
・気分の異常の混合状態には、細心の注意を払う。
・不安、恐怖のときは、身体の反応を確認する。
・状態不安か特性不安かを評価する。

———

スクールカウンセリングで
・「うつ」の内容を、よく聴き取る。
・不安、恐怖は、クライエントの主観をよく理解し、前後関係も把握する。これがないと、心理臨床のアセスメントとはいえないし、本当の共感も成立しない。

易怒的気分 irritable mood

DMS-5で易怒的気分 irritable moodは、多くの箇所で出てくる言葉だが、どうも大づかみすぎてしっくりこない。躁病エピソードでの易怒的気分は、「その人の希望が否定されたときや、その人が何か物質を乱用している場合に目立つ」と解説にあるから、精神作用物質の影響を除けば、それは発揚気分のことを指していると考えられる。一方、うつ病エピソードの解説には、「子どもと青年期では、悲しみまたはふさぎ込んだ気分より、易怒的または気難しい気分のほうが生じやすいことがある。このような気分症状の現れ方は、欲求不満のときのいらだちと区別されなければならない」とある。このときの易怒的気分は、発揚気分とは違う性質のものである。不機嫌や焦燥を前景としたうつ状態と理解してよいであろう。本文で触れた通り、易刺激性 irritabilityの用語で、「異常な、または過度の興奮性、怒り、苛立ち、または短気が容易に引き起こされる状態」[*77]と説明される言い方もある。どうやら、これらの細やかな区別に役立つ適切な言葉がないのであろう。小児期の自閉スペクトラム症に伴う易刺激性を適応症として認可された強力精神安定剤もあるため、内容の詳しい確認が必要と考えられる。

恐怖に関わるまぎらわしい用語

不潔恐怖 mysophobia：内容は実は強迫思考。強迫の構造の中で「汚い」との思考が沸き起こるもの。

醜形恐怖 dysmorphophobia：本質は優格（支配）観念と理解できる。

広場恐怖症 agoraphobia：公共の場所、買い物、旅行など一人きりですぐにはそこから逃げ出せず、無力になる状況が対象となる恐怖。Agoraは、古代ギリシャの政治的な人民集会の場、つまり公衆の場のこと。広い場所への恐怖でないことは、講義でも学生によく強調している。

小児期の社会性 [社交] 不安障害 social anxiety disorder of childhood：

I 知識編
第1章 精神現在症の評価

表1-03│感情の意味[80]

感情	その背後にあるもの、感情の意味。
悲しみ	何か大切なものを失う(健康を失う、失恋、愛するものを亡くす、仕事を失う、評判を落とす、夢や目標を果たせない、など)。
空しい	自分で選んでいない、意味を感じない。
不安	心配、未知のもの、何か悪いことが起きそう、コントロールできない。
恐怖	自分を守る感情:自分の領域が侵されている、自分が不当に扱われている、自分が利用されている。
恥ずかしい	自分だけで秘めておきたいのに、他の人がそのことを知ったら面目がなくなる。
罪責感	自分が悪いことをした。
絶望	いま抱えている問題が永遠に続き、好転しないと確信している。
孤独	ひとりぼっちで愛情をもらえない、気にかけてもらえない。
驚き	予想外のことが起こった。
喜び	大切なものが手元にある。

参考:**生き残ったことの罪悪感 survivor guilt**:大災害などの生存者が「自分だけ生き残ってしまって死んだ人に申し訳ない」と感じ、抱いてしまう罪悪感。心の中に秘められていると、いつまでも本人を悩ませることなる。

正常な選択的愛着が成立しているけれども、見知らぬ人に対して恐怖や回避を持続的に示す疾患。対象が明瞭なので、本来は恐怖症である。ちなみに、ICD-10のF4の領域では、**社会[社交]恐怖[症]** social phobias（F40.1）の用語である。DSM-5では、**社交不安症／社交不安障害**（社交恐怖）social anxiety disorder（social phobia）の用語。

　もはや不安と恐怖の使い分けはしないようである。雑かもしれない。

dialogue 01

身体症状を伴わない不安

井上：系統的脱感作療法では、拮抗反応による逆制止の原理を使うよね。身体の緊張と心の緊張を同時に体験することは普通できないから、治療場面でほどよい不安を惹起させておいて、そこでリラクゼーションを実施すると身体の緊張緩和が不安の低減につながるというしくみ。不安や恐怖への反応には、身体症状があるだろうし、身体のほうが正直に反応するはず。

A氏：でも、身体症状を伴わない不安の訴えもありうるよ。

井上：え、そうなんだ。そういう訴えは、そもそも不安かどうかよくわからないかもね。それに、もし身体症状を伴わない不安や恐怖なら、逆制止の原理は無効だね。

A氏：そう。山上敏子先生の論文[81]に書いてある。

井上：あ、思い出した。

A氏：だから自分は、行動療法の適応を考えるときは自律神経症状の有無を確かめている。

井上：それ、大事だね。身体反応のない不安は、かなり奇妙な構造だと言えそうだね。

A氏：薬物治療を考えるなら、薬の選び方の工夫が必要かもしれない。

井上：たしかに。

系統的脱感作法が有効であると予測できる臨床基準[82]

I 知識編
第1章 精神現在症の評価

1)「不安の訴え」の言語行動に平行して自律系反応の表出がある。

2)症状は一定して動揺が少ない。

3)「不安の訴え」の言語行動の対象が外的な刺激状況として記述されやすい。

4)運動性障害を主症状としていない。

5)発症を感情体験と関連づけて捉える傾向をもっている(補助基準)。

1.9 意欲・行動

親の財布から黙ってお金を盗る中学生男子

――――挨拶や面接の進め方などの説明を終えた後のやりとり

面接医師：今回は黙ってお金を盗っていることが発覚して、大変そうですね。

男子：　　まあ、そうです。

面接医師：お金って、使い道は何だろうとか気になっちゃいますけど。

男子：　　……。

面接医師：財布からお金を盗るって、けっこうドキドキしませんか?

男子：　　します。すっげードキドキします。

面接医師：ばれたらヤバいとか?

男子：　　もちろん、ばれたらヤバいし、今回バレたし。

面接医師：盗る前って、どんなこと考えるの?

男子：　　やっぱ、バレないようにとか、親の目をどうやって盗むかとか考える。

面接医師：そう、それはそうだよね。盗むのは簡単?

男子：　　案外簡単ですよ、ウチの親は。テキトーに財布置いとくし。

面接医師：あ、そうなんだ。

男子：　　そのくせバレると怒る。

面接医師：盗ってる最中はどんなこと考えてるの?

男子：　　何も考えてない。でも、財布にいくら入ってて、いくら盗るかなーとか。

面接医師：どれくらい盗るか考えてるんだ。

男子：	そうだよ、バレないように。
面接医師：	なるほどね。1回最高いくら盗れた？
男子：	3万。
面接医師：	え、3万円！　そんなに？
男子：	そうだよ。そんときは財布にお金たくさん入ってたから。
面接医師：	でも、3万円はバレるでしょ。
男子：	今回がそうだった。
面接医師：	ああ、そうなんだ。盗った後はどんな感じ？　マズいとか思う？
男子：	正直、ヤバい事したなーって思う。ちょっとは思う。
面接医師：	そう、ちょっとね。他に考えることは？
男子：	……。
面接医師：	何か大事なことあるんじゃない？
男子：	……。
面接医師：	どう？
男子：	……あの……実は、先輩に……。
面接医師：	先輩って、部活の？
男子：	そうでなくて……友達の先輩。
面接医師：	友達の先輩？
男子：	夜、公園でたむろする友達の先輩。
面接医師：	ああ、そういう先輩ね。で、その先輩が？
男子：	金盗んで来いっていうんですよ。持ってこないとボコボコにするとか言って。
面接医師：	あっ、そうんなんだ。で、3万円はどうなった？
男子：	全部その先輩が持っていった。つか、持っていかれた。
面接医師：	ああ、そういうことか。で、いつからそういうパターンに？
男子：	んーと、半年前くらいから。

　　　　　　→ここまで把握し、ようやくお金を盗る"行動"が一応理解できた。ただし、一応

Ⅰ 知識編
第1章 精神現在症の評価

　精神症候学のいくつかの専門書では、意欲と行動を合わせた項目立てをしていない。また、意欲（おおまかには、積極的、能動的に何かをしようとする気持ちの意味）の言葉は使わず、あらゆる精神活動の基になる力である**欲動drive**と、欲動のうえに立ってこれに方向を与え、一定の目標を設定し、手段を選択して全人格の関与した意識的な行動に導く**意志will**とが厳密に分けて説明されている[83]。欲動には、食事・排泄・睡眠・性欲など生理的、本能的な欲求も含まれる。**行動behavior**（有機体のしめす物理的活動）あるいは、**行為act**（動機にもとづいて決意され、意志的に実行される人間に特有な行動）は、欲動や意志に続いて生じる。**衝動行為impulsive act**は、欲動が意志による統制を受けずに直接行為へと移されたものである。意志の統制力が弱い場合、あるいは、欲動が意志の統制を大きく超える場合が考えられる。ここで、意志は何から影響を受けるかが問題となるが、単純ではない。成長・発達の途中にある児童の場合は、より複雑かもしれない。なお、行動主義では、行動を引き起こす内的な刺激・状態を**動因drive**、外的な刺激を**誘因incentive**、両者を合わせて**動機motive**という。

　このように、欲動・意志・行動は密接に関連する。また、欲動は日常的にあまり使われない言葉であるため、ここでは、平易に「意欲・行動」として項目を立てた。また、食事や排泄等の生理的現象などに関する内容を書き連ねることは避け、主な症候と、行動の考え方の原則を述べる。なお、強迫行為は1.7思考で強迫思考とともに説明した。失立失歩[84]は割愛した。また、自殺に関する内容は臨床上非常に重要であるため、独立した項目に含めた（1.11）。

1.9.1　意欲・行動の主な症候

　無為abuliaは、行動を実践する次元における意欲の病的な欠如で、自らすすんで何も行為を起こさないこと。統合失調症の陰性症状であることが多い。

　心迫Drang〔独〕は、欲動がやむにやまれない状態、あるいは目標の十分に定まらない欲動の亢進をいう。**行為心迫**とも表現される。ただし、この言葉は英語圏にはなく[85]、**多動hyperactivity**や、**多弁talkativeness**が使われるという。行為心迫は主に躁状態にみられる行動の異常であるが、多動と表現すると、**注**

意欠如・多動症／注意欠如・多動性障害 attention-deficit/hyperactivity disorder（AD/HD）の多動（あるいは衝動性）と混同されるかもしれない。そもそも、子どもの発達年齢に見合った無邪気な活発さを病的症状と誤解されるおそれもあるだろう。躁状態の多動（行為心迫）の場合、もともとの本人からの様子からは想定しにくい差異がみとめられる。なお、情動や異常体験にもとづいて生じる興奮を、**精神運動興奮 psychomotor excitement**という。一方、何かをしようと思いながら行動に移せないことを**精神運動制止 psychomotor inhibition**というが、主にうつ病のために億劫で動けなくなり、生活上の活動が少なくなる**行動制止**[*75]の言葉のほうがよく使われている。これは、診察中の会話や行動の遅さとしても所見が得られる。ただし、もともと行動が遅い児童（あるいは大人）もいるので、この場合も普段との違いを確認することが必要である。

　行動の異常の特殊なものとして、**昏迷 stupor**がある。これは、意識混濁がなく外界を認識しているにもかかわらず、これに応じる意志が発動されない状態である。ただし、米国ではこれを「周囲に対する反応および気づきの欠如」として意識の障害に含めている[*86]。筆者の臨床経験からは、前者、つまり、意志が発動されないと受け止めたほうが理解しやすい。というのは、意識の混濁がないため、最中の周囲の状況を患者は記憶し思い出せるからである。昏迷の原因には、緊張病、うつ病、心因反応（ヒステリー、あるいは解離症状）、および器質疾患がある。なお、**緊張病 catatonia**についての近年の知見の進歩はめざましく、統合失調症以外の種々の精神障害や身体疾患によっても引き起こされることが共通認識となっている。DSM-5の緊張病にみられる症状は以下の通りである。**昏迷 stupor**（精神運動性の活動がない、周囲と活動的なつながりがない）。**カタレプシー catalepsy**（受動的にとらされた姿勢を重力に抗したまま保持する）。**蝋屈症 waxy flexibility**（検査者に姿勢をとらされることを無視し、抵抗さえする）。**無言症 mutism**（言語反応がない、またはごくわずかしかない）。**拒絶症 negativism**（指示や外的刺激に対して反対する、または反応がない）。**姿勢保持 posturing**（重力に抗して姿勢を自発的・能動的に維持する）。**わざとらしさ mannerism**（普通の所作を奇妙、迂遠に演じる）。**常同症 stereotypy**（反復的で異常な頻度の、目標指向ない運動）。**外的刺激の影響によらない**

興奮agitation, not influenced by external stimuli。しかめ面grimacing。反響言語echolalia（他人の言葉を真似する）。反響動作echopraxia（他人の動作を真似する）。

1.9.2　行動の考え方の原則

　ここからは、行動や行為の考え方の原則について、筆者のこれまで臨床経験などから得られた事項をあげたい。出典が想起できないものが少なくないので、これをお許しいただきたい。

・行動を単独のものとみなさない。極めて異常な行動でも、虞犯や非行や犯罪などの社会的に望ましくない行為であっても、必ず他の精神症候や何らかの動因、誘因が付随しているものである。すぐには背景が明らかにならない、あるいは本人が自覚できない場合でも、行動の背後にあるものをいつかは把握すべきものだとの心構えが必要である。

・前項と似ているが、行動には思考、感情が伴う。しかも、行動を起こす前、行動中、行動の後に、思考や感情が変化することが多い。**行動療法behavioral therapy**や**認知行動療法cognitive behavioral therapy**(CBT)でなくても、この程度は把握してから治療に臨みたいものである。

・行動を、何かの刺激（動因や誘因）に反応して生じ、その次に何らかの結果に繋がるという構図で把握すると、治療や介入のアイデアが浮かぶことが多い。**応用行動分析applied behavior analysis**(ABA)でなくても、重要な行動はこのような観点で吟味したいものである。

・行動は選択されたものである。身体はひとつなので、まとまった行動をふたつ同時にすることはない。だから、行動途中での介入は徒労に終わることが多い。むしろ行動から行動へと切り変わるときこそ、ターニングポイントとなる。そこに焦点を当てて質問し、介入や行動選択変更のアイデアを患児や保護者と検討する価値があることが少なくない。

・行動の背景には、**防衛機制defense mechanism**（精神分析の考え方で、自我をまもるための様々なタイプの方策）が働いていることがある [表1-04]。その理解も欠か

表1-04 | 主な防衛機制（文献*87*88*89*90*91を参考に改変、補注と補足を加えた）

原始的防衛機制 primitive defense mechanism

分裂 splitting	融合を断ち、両者を分け隔てて触れ合わないようにする心的操作。 ※両価性を抱える能力に欠く場合の防衛機制と理解できる。
投影性同一視 projective identification	分裂 splitting を基礎に、自己の良いあるいは悪い部分のいずれかを外界 の対象に投影し、投影された自己の部分と外界の対象とを同一視すること。
理想化 idealization	対象や自己自身を完全無欠なものとして過大評価すること。

自己愛的精神病的防衛機制 narcisstic-psychotic defense mechanism

投影 projection	受け入れがたい内的衝動やその派生物を外部のものにすること。
否認 denial	見聞きしている苦痛の知覚、認識を否定るすこと。 ※抑圧との違いに注目。
歪曲 distortion	経験を内的要求に合うように非現実的に著しく作りかえること。

未熟な防衛機制 immature defense mechanism

行動化 acting out	ある感情の認識を避け、無意識的願望を行動で表現すること。 ※統合失調症の幻覚妄想などに基づく行動は、厳密には行動化とは言わない。
途絶 blocking	一時的にある感情や思考、行動を抑制することで、緊張が生じる。 ※精神現在症における途絶とは、意味が異なる。
心気症 dhypochondriasis	受け入れがたい自分の感情を身体疾患に変えること。 ※精神現在症の心気症とは、意味が異なる。 ※心気症は、防衛機制で理解するのではなく心身症のケアの観点で捉えるほうが臨床的。
取り入れ introjection	他人の性質を自分のものとして同化すること。 ※攻撃性の取り入れは、児童虐待の影響の深刻な一側面といえる。
受動-攻撃性行動 passive-aggressive behavior	対象に対する攻撃性を、受動性、自己嫌悪を通して間接的かつ効果がない方法で表現すること。 ※「すねる」に近い。すね続けられても問題は解決しない。
退行 regression	不安を避けるために、以前の発達・機能段階へ戻ること。 ※良性退行、悪性退行（バリント Balint M）を知っておくと臨床に有用（文献*11を参照）
シゾイド幻想 schizoid fantasy	葛藤解決と満足獲得のために幻想にふけり、引きこもること。 ※長期間になると、病的色合いが強くなると考えられる。
身体化 somatization	精神的派生物を身体症状に防衛的に変換すること。

表1-04 | 主な防衛機制（文献*87*88*89*90*91を参考に改変、補注と補足を加えた）

神経症的防衛機制 neurotic defense mechanism

統制 controlling	内的葛藤を解消するため、周囲を過度に管理しようとすること。
置き換え displacement	葛藤解決のために、衝動をある対象から別の対象に移行すること。 ※強迫神経症の重要な防衛機制とされている。
解離 dissociation	情緒的苦痛を避けるため、自分の同一性を一時的に変更すること。 ※虐待の環境を生き残る、なけなしの方略でもある。
外在化 externalization	自己の個性を外界や外的対象のものとして知覚する傾向。 ※投影は自己愛的、外在化は神経症的防衛と理解できそうである。
制止 inhibition	葛藤から逃げるために、自我機能の一部の作用を放棄すること（自我機能については、column 08を参照）。 ※防衛機制の制止と精神現在症の制止とは、意味が異なる。
知性化 intellectualization	衝動や感情の代わりに、過度に整然と考えること。
隔離 isolation	融合を断ち、両者を分け隔てて触れ合わないようにする心的操作。 ※両価性を抱える能力に欠く場合の防衛機制と理解できる。
合理化 rationalization	受け入れられない態度・信念・行為を、無理な理由づけで正当化すること。
反動形成 reaction formation	受け入れがたい衝動を、正反対の形で表すこと。 ※子どもは"強がり"をよく使う。大人もそうかもしれないが。
抑圧 repression	意識から観念や情動を追い払う、または抑えること。 ※ここでいう意識は無意識の対語で、精神現在症の意識ではない。
性的特徴化 sexualization	禁じられた衝動を避けるために、性的重要性の少ない対象に性的重要性をもたせること。 ※これはフェティシズムを説明するための強引な附会か。

成熟した防衛機制 mature defense mechanism

愛他主義 altruism	不利益を被っても他者に代わって本能的に満足のいく建設的な助けをすること。愛他的服従とは区別する必要がある。
先取り anticipation	将来の内的な苦痛を予想あるいは予定すること。
禁欲主義 asceticism	経験した楽しみを排除すること。満足は禁欲でえられる。
ユーモア humor	自他共に不快にすることなく、感情や考えを明確に表現すること。
昇華 sublimation	好ましくない衝動を、社会的に評価される形に変えること。 ※このような防衛機制が本当にありうるのか、筆者には疑問。
抑制 suppression	意識的された衝動や葛藤への注意を、意識的に延期すること。

せない。患児（クライエント）が防衛機制によって心身のバランスをとりあえず
保っていることに配慮し、拙速にそのバランスを崩すような働きかけは控え
るべきときもある。

スクールカウンセリングで

・ある行動が臨床の焦点になったら、その行動の前後数分か数時間か数日間のエ
ピソード、そのときに生じている思考や感情を問う。そうすると、クライエントの
気持ちを汲むことができる。ときには、防衛機制の観点からも考えてみる。た
だし、すべてを防衛機制で説明しようとするのは誤りである。

---

column 07

自己効力感、ユーストレス

自己効力感self-efficacy[93]は、社会的学習理論で有名なバンデューラ
Bandura Aによって提唱された。これは、「このことについてなら、自分
はここまではできるのだ」といった自分の能力に関する判断のことをい
う。そして、これが行動の動機づけやコントロールの要因になることを
指摘した。自己効力感は、以下によってもたらされるという。すなわち、
①実行行動に伴う直接体験、②他者の行動結果の観察に伴う代理経験、
③他者からのことばによる説得、そして、④自分の情動的生理症状（反
応）についての体験的自覚である。これらの情報源を段階的に具体的に
認知しやすいかたちで提供されることが肝要であるとされている。また、
自己効力感には、以下の3つの次元があるという。①自己効力のレベル、
つまり、自分がどこまで達成できそうかの予期・予測の水準、②自己効
力感の予期の強さ、つまり、どの程度確実に実行、達成できそうかの確
信の度合い、そして、③自己効力感の認知の広がりや一般化の度合い、
つまり、ある特定のことから、類似、共通した対象・状況・行動への波及
である。児童精神科臨床では、小中学生の頃から重要なテーマになると
考えられる。望ましい形での自己効力感の回復が、治療の仕上げの段階

で重要になることが多い。また、保護者の自己効力感の回復も大事である。だから、治療成果は、なるべく患児や保護者の手柄にすべきである。実際に、そうである。だから、手柄を認め、そのことを伝えるべきである。

ところで、昨今**ストレスstress**（正確にはストレッサーstressor）は悪者扱いされすぎているように思われる。ストレス学説を提唱したセリエ Selye H[*94]は、レヴィLevi Lの影響を受けて**ディストレスdistress**と**ユーストレスeustress**を提唱した。ごく大雑把に言えば、前者は悪影響を与え、後者は良い影響を与えるストレスである。人は、ユーストレスによって活力を回復し、成長も促される。意欲に影響することはいうまでもない。たとえば、教育を考えてみたい。受け手としての子どもの感受性の問題はあるにせよ、教育は、ユーストレスの割合が多いほうが望ましいといえるだろう。ディストレスのみなら、通常の学習課程であっても特別支援教育であっても、教育と呼べる代物ではない。

1.10 自我意識

自我意識Ichbewusstsein〔独〕は、自分の存在や精神活動を意識することをいう[*95]。その中には、能動性意識awareness of activity（自分の体験・行動がすべて自分に所属するという意識）、単一性意識awareness of unity（ある時点において自分は1人であり、1人しかいないという統一性の意識）、同一性意識awareness of identity（自分が過去から現在まで同一の人間であるという連続性の意識。ただし、同一性は、周囲の人々との間で発生する自分の位置づけの感覚を指すこともある）、そして、限界性意識awareness of boundaries（自分と外界、あるいは自分と他人が対立し、区別できる限界があることを意識すること）がある[*96]。ここでは、児童精神科臨床で関わる可能性が高い症状として、能動性意識の異常である離人症、および、させられ体験、そして、同一性意識の異常である交代人格に触れる。

離人症depersonalizationは、自分の知覚・観念・感情・行為を自分がしているという自己所属感が喪失した状態をいう。これをさらに分け、外の対象が生

き生きと感じられない現実感の希薄を「外界意識離人症（外界精神離人症）」、自己の体験や行動の能動感の消失を「内界意識離人症（自己精神離人症）」、そして、身体の自己所属感の疎隔を「身体意識離人症（身体精神離人症）」という。離人症は、統合失調症、うつ病、ストレス関連障害、過労などでもみられる。

させられ体験（作為体験）delusion of controlは、自己の思考・感情・意志・行為が外部の力（例：電波、電気、テレパシー）によってそうさせられているという体験。**被影響体験**ともいう。統合失調症に多いとされてきたが、DSM-5の診断では重視されなくなった。

交代人格 alternating personalityは、1人の人間にまったく異なった人格が継時的に交代して現れ、ふたつの人格はお互いの存在や経験について知らないものをいう。

DSM-5では、**解離症群／解離性障害群** dissociative disordersの中に、**離人感・現実感消失症／離人感・現実感消失障害** depersonalization/derealization disorderの診断カテゴリーがあり、外界意識離人症は現実感消失に、内界意識離人症と身体意識離人症は離人症にまとめられている。また、交代人格と関連した診断カテゴリーとして、**解離性同一症／解離性同一性障害** dissociative identity disorderがある[*97]。

なお、精神症候学からはそれるが、**自我漏洩症状** egorrhea symptomsの概念がある[*95]。これは、「自分から何かが外へ漏れ出ていく」特徴を共有する一連の症状とされている。自己臭恐怖、自己視線恐怖、醜形恐怖、考想伝播などが含まれるという。これらも本質的には自我障害の一種とも考えられる。特に、自己臭恐怖や自己視線恐怖が、どこか統合失調症と似た印象を与えることがあるのは、このような特徴の類似性によると考えられる。

自我意識の障害とスターンStern Dの中核自己感

井上：自我意識に関する症状の問診はなかなか難しそうだね。離人症も
　　　させられ体験も、症状を経験したことのある人でないと、質問さ

れても何のことを問われているかわからないといった反応になるのが普通だね。

B氏： たしかに。

井上： 自分の能動性、単一性、同一性、そして限界性の意識なんて、保たれていてあたり前だからね。

B氏： そのあたり前って、スターンの中核自己感[98]と関係しません？
中核自己感の形成に欠かせない自己不変要素の、自己発動性（自分の行為の著者は自分であり、他者の行為は自分が著者でないという感覚。意思をもち、自己生成された行為をコントロールでき、その行為の結果を予測できること）、自己一貫性（自己および他者がそれぞれ単一で一貫性があり、境界線を持った身体的存在であること、身体的に完全であり断片化していないという感覚がもてること）、自己情動性（自己体験に属する感情のパターン化された内的特性を体験すること）、そして、自己連続性（自己の過去との間に連続性、永続性の感覚がもて、自分が同じ自分として存在し続け、変わることができるということ。出来事の流れの規則性に乳児が気づくこと）ですよ。

井上： ああ、たしかに。自己感sense of selfの発達、つまり、新生自己感the sense of an emergent self（出生〜生後2か月）、中核自己感the sense of a core self（生後2〜6か月）、主観的自己感the sense of a subjective self（生後7〜9か月に出現）、言語的自己感the sense of a verbal self（生後2年目）の2番目の段階ね。能動性は自己発動性に、単一性と限界性は自己一貫性に、そして、同一性は自己連続性にほぼ対応していると考えてよさそうだね。そう考えると、自我意識の異常の症状は、かなり根源的だと言えそうだね。

column 08

自我のあれこれ（文献[99]を参考にした）

精神現在症とはほとんど関係しないが、避けて通れないため、精神分析でいう自我に簡単に触れる。臨床のヒントが得られるかもしれない。

自我ego, I, I-ness〔英〕, Ich〔独〕:

(ただし、私Ich、自己self、心的機能としての自我egoを使い分けることもある)

1. 自己に関する意識体験の文脈でいう自我。

   意識する主体としての自我と、意識される客体としての自己が区別される。

   自我境界ego boundary：自我と非自我の境界で、上記のように区別される自我と自己が同一の自我であるうえに、自我感情を伴うことで境界の設定が可能となる。

2. 心理現象の説明のための仮定の構成概念（心的構造論）の文脈での自我。

   自我は、超自我superego、エスidの力動的な葛藤の調整（防衛）を司る心的機関。

   このフロイトFreud Sの受身的な自我に対し、ハルトマンHartmann Hは、自我自律性ego autonomyを提唱した。

   自我機能ego functionは、7つ、または12あげられている。

   ベアレスBeres D：①現実との関係、②欲動の調整・コントロール、③対象関係、④思考過程、⑤防衛機能、⑥自律機能、⑦総合機能。

   ベラクBellak L：①現実検討、②判断、③外界と自己に関する現実感、④欲動、情動、衝動の調整とコントロール、⑤対象関係、⑥防衛機能、⑦刺激防壁、⑧自律的機能、⑨総合・統合機能、⑩支配・能力、⑪各自我機能の関連づけ、⑫自我を助ける適応的退行。

3. 人格全体を代表し、かつ、他者に対するとの文脈としての自我、自己。

   対人関係論（サリヴァンSullivan HS）における自己や、対象関係論（フェアバーンFairbairn WRD、ウィニコットWinnicott DW、ガントリップGuntrip H）における自我。

4. 個人と社会文化との関わりの文脈としての自我。

   ユングJung CGのペルソナ、エリクソンErikson EHの（自我）同一性。

5. 自己への態度の文脈での自我。

   観察自我observing ego：治療に協力して自己を観察し洞察する自我。

   自己評価self-esteem：自我による自己の価値評価。

I 知識編
第1章 精神現在症の評価

6. 本能的欲動に支持され推進されるものとの文脈としての自我。
   アドラーAdler Aの、優越への欲求、権力への意志。
7. 病理の文脈での自我。
   自我境界の障害ego disturbance、偽りの自己false self、同一性の拡散identity diffusion、同一性危機identity crisisなど。

1.11 疎通性、病識·病感、希死念慮、その他（注意）

本節では、その他の精神現在症評価として、疎通性、病識・病感、希死念慮と、その他として特に注意を取り上げる。これらの内容はまったく異なるので本来別々の節を立てるべきだが、頁数の節約からひとつにまとめた。

1.11.1 疎通性

疎通性accessibilityは、言語的情報伝達以上に医療者と患者の間に成立する共感、あるいはそうした共感を持てる状態をいう[100]。あるいは、患者の態度に親しみがわかず、意志の通じあいや感情の交流が十分に得られないときに、疎通性が悪いという[101]。主に統合失調症の患者と接したときの診察医や面接者が主観的に抱く印象であると理解してよいが、しばしば他の精神疾患でも疎通性を評価することがある。たとえば、自閉スペクトラム症の個々の患者の社会的相互作用の障害の一側面を、疎通性という用語を使って端的に表現することができるかもしれない（dialogue 03を参照）。なお、**接触性**contactは、医療者と患者の間に言語的な伝達ができる状態のことをいう。気持ちが通じるかどうかは別にして、とりあえず話ができることである。

1.11.2 病識·病感

病識insight（insight into disease）は、自分が心の疾患を有していることとその疾患の性質を、同一文化圏、同一教育水準の人が持つであろう程度に、十分理解すること、あるいは理解していることをいう[100]。あるいは、患者が自ら病気

であるとわかっていることをいう[102]。なお、**病感Krankheitsgefühl**〔独〕は、患者が抱く「自分はどこかおかしい」という漠然とした印象、あるいは、病識ほど明瞭ではないが、「以前とは違う」「健康ではない」との認識、不安を抱くことである。

　元来、病識や病感はどちらかというと統合失調症や気分障害など内因性精神障害の患者を評価するときに重視されていた項目である。これが次第に外因性精神障害や心因性精神障害にも応用されたとみてよいだろう。病識、少なくとも病感は治療を受ける動機の有無に直結する重要な要素である。医療行為が、患者との合議ではなく医師という立場からの権威を背景にした施しだとみなされていた時代には、「この患者は病識はがないからだめだ」などと、いくらかの悔しさや無念さや侮蔑を込めて、治療の及ばないやるせない気持ちを表現するのに用いられたものである。しかし、病識の欠如は、本来、乗り越えるべき臨床課題である。

　なお、筆者は、小児のいわゆる発達障害における病識について論じる機会を与えられたことがある[103]。そこでは、病感は患者が抱く実感で日常の言葉で表現されるのに対し、病識は診察医からなされた診断告知などを通じ専門用語でなされることと、患者に病識を獲得させるということは、すなわち診察医の疾病観が問われることであると指摘した（monologue 04を参考）。発達障害の場合、発症起点が明確でないため、病感が大多数の他者と自分との比較から生じるのが特徴であろう。注意欠如・多動症では、薬物治療の体験から治療の必要性と同時に病識の素地が形成されるようである。自閉スペクトラム症の場合、自他を比較する能力の個人差が大きいことから病感のありようが一定ではないものの、病識を獲得していたほうが周囲との摩擦の回避や適切な進路選択に役立つ。これは、卑近なたとえでいえば、病識というより、自分自身の「使用の手引き」の基礎のようなものだといえるかもしれない。

1.11.3　希死念慮

リストカットが問題視された中学3年女子

———挨拶や診察の進め方などの説明を終えた後のやりとり

I 知識編
第1章 精神現在症の評価

診察医： よろしければ、手首の傷をみせてください。

患児：　はい、これ。

診察医： ああ、あまり目立たないけど浅い傷の跡が残ってますね。

患児：　で?

診察医： 切るときはカミソリですか? カッターですか?

患児：　カッターです。文具の。

診察医： あ、そう。自分の部屋?

患児：　自分の部屋。

診察医： 夕方? 夜?

患児：　夜。11時頃とか。

診察医： 切る前はどんな気分ですか? それとも、何か考えてますか?

患児：　何も考えてない。気分はイライラしてる。

診察医： イライラね。日中から?

患児：　そう。学校で嫌なことがあったり、親から何か言われたりして、イ
　　　　ライラしている。

診察医： そう。切るときのことは、覚えている?

患児：　もちろん、覚えてますよ。

→ここは、リストカット時の解離症状の有無の確認

診察医： 痛くないですか?

患児：　ぜんぜん。

診察医： あ、そういうもんなんだ。切った直後、気分はどうなる?

患児：　すっきりする。イライラが消える。

診察医： あ、そういうことね。

→ここで、刹那的な効果であっても、対処行動としてのリストカットの意味が明らかに

患児：　だから、やめらんない。また切りたくなる。

診察医： 切るのが楽しみだったりする?

患児：　正直、そう。

→ここで、リストカットの動因の強さを確認

診察医： 血は出る？

患児： 少ししか出ない。

診察医： 死にたいまでの気持ちになることはない？

患児： それはないです。

診察医： 大丈夫？

患児： 大丈夫。

　　　　　　　　　　　　　　　　　　　　→ここで、希死念慮の有無を確認

診察医： イライラはきつそうだね。

患児： はい。イライラは嫌です。

診察医： むかつくイライラ？　どうしていいかわからないイライラ？

患児： むかつく。

診察医： 何に？

患児： 口出し。自分なりのやり方があるのに、邪魔されるとイライラする。むかつく。

診察医： あ、そういうことなんだ。そこまでイライラするいきさつを話してみて。

　　　　　　　　　　　　　　　　　→ここで、イライラの背景に面接の焦点を変更

　希死念慮（自殺念慮）suicide ideaは自殺しようと思いつめることをいう[*16]。なお、**自傷行為**self-mutilation（self-mutilative behavior, self-harm behavior, self- injurious behavior）は、自殺以外に自分の身体に危害を加える行為[*85]、あるいは、自殺を目的としないで自己の肉体を意図的、直接的に損傷する行為をいう。DSM-5[*104]では、今後の研究のための病態conditions for further studyの中に、**自殺行動障害**suicidal behavior disorderおよび、**非自殺的な自傷行為**nonsuicidal self-injury（NNSI）が記載されている。そのような自傷は、否定的な気分や認知の状態を緩和する、対人関係の問題を解決する、あるいは肯定的な気分の状態をもたらすことを期待して行われる。さらに、自傷行為の直前に対人関係の困難さ・抑うつ・不安・緊張・怒り・全般的な苦痛・自己批評のような否定的な考

え、これから行おうとする制御しがたい自傷行為の前に、その行動について考えをめぐらす（つまり、逡巡する）時間がある、あるいは、自傷行為を行っていないときでも、そのことを頻繁に考え思い浮かべるといったことと自傷が関連する、とある。一方、英国の児童青年期の成書では、**故意に自己を害する行為** deliberate self-harmの用語で、**非致死性の有害物質の自己摂取** self-poisoningや**自己損傷** self-injuryとして定義されている[*105]。

　希死念慮が告白されたときには、慌てることなく静かな穏やかな態度を維持しつつ、その告白をねぎらい、自殺はしていけないとの叱責はせず、言い分に耳を傾け、また、死にたいと考えさせるに至った原因について質問することの大切さが強調されている[*106]。その際は、死を考えるほどの困難や苦痛を抱えながらも、なぜその人がこれまで死なずにすんだのか、つまり、自殺の危険因子に拮抗する一種の保護的因子を同定することも大事になる。

　希死念慮は深刻なテーマであるだけに、筆者は以下を確認しているようにしている（再掲を含む）。

・希死念慮の始まりの時期。ごく最近のこともあれば、数年以上前からとの答えが返ってくることもある。聞く側には、「そんなばかな」と思う権利はない。ともかく、頭ごなしに否定的な態度をとらないように心がけたい。続いて、希死念慮を抱くようになった事情を問うことになる。
・過去の自殺企図歴。誰にも気づかれずに自殺を試みていることもあるためである。
・自殺のための具体的方法を考えているかどうか。
・自殺のための計画性があるかどうか。
・今現在死なずに済んでいる事情や理由。その事情や理由こそ、目の前の患児・患者の命を守っている要因であり、これが崩れると自殺の危険が高くなる。

1.11.4　その他（注意）

　精神症候をあげればきりがないが、ここでは特に注意をとりあげる。**注意** attentionは、特定の対象や体験などに対し、能動的、あるいは受動的に意識を

集中することをいう。意識が障害されれば当然注意が障害される。DSM-5では、たとえばせん妄の診断基準に意識の障害より前に、注意の障害（注意の方向づけ、集中、維持、転換する能力の低下）を記述している。注意は意識障害に伴って異常をきたすが、たとえばAD/HDでは意識が清明であっても、**不注意 inattention**がみられるので、意識と注意を同じとみなすわけにはいかない。AD/HDでの不注意には、必要な対象に注意を向けにくいこと（たとえば、直接話しかけられも聞いていないような様子に見える）、注意散漫（いったん注意を向けても、ほかの刺激で用意に注意がそれる）、集中持続困難（好きな物事ではなく、どちらかというと与えられた課題に対しての困難）がみられ、結果として、ケアレスミスの多さ、物や予定の整理ができない、失くしやすい、そして、宿題や課題を終えられなかったり、取り組むことを極端に嫌がったりといった様子がみられる。AD/HDの不注意は、症状の持続性（6か月）、12歳になる前からみられること、そして家庭や家族との外出先や学校などといった複数の場面で一貫してみられることが診断の要件である。多動や衝動性もそうだが、不注意症状はAD/HDに特有ではないことに気をつけるべきであり、慎重な鑑別診断が求められる。なお、注意散漫を**転導性亢進distractibility**と表現することがある。

●monologue 04

insight into diseaseは患者だけのもの？

insight into disease（病識）は患者が獲得するものということになっている。患者は疾患を持つ当事者であり、その自覚こそが病識なのだから当然といえば当然である。病識の獲得は、患者側の変化である。ところで、医師が変化する必要はないのだろうか。変化すべきは、疾患の深い理解である。種々の精神障害について整理・更新された診断基準を読めば、それで一応理解した気になれるかもしれない。だが、それで十分であるといえるだろうか。ここで、操作主義による診断基準は、ある疾患の外延（ある概念が適用される範囲）を示すが、内包（ある概念が適用される事物に共通の特徴）を示してはいないことを思い起こす必要がある。個々の精神

障害に関する本質の理解は、診察や面接での対話を通じて、多くの患者の話をよく聞きながら臨床経験を積み重ね、はじめて深まるものである。これは、疾病観の熟成ともいえるだろうし、医師の疾病についての洞察である（これも insight into disease!）。真に治療に活かすことのできる病識は、患者の病識獲得と、医師の疾病観の熟成の重なり合いで成立しうると考えるべきではないだろうか。

1.12 精神現在症評価の実際

　1.11まで、精神現在症の評価についていくつかの項目に分けて説明した。本節では、それらの知識を臨床の現場でどのように実践的に使うかについて説明する。ただし、誰でも行うべきマニュアルを示すのが目的ではなく、筆者の場合はどのように臨床で実践しているかの例示なので、説明というより紹介ということになる。さらに、例示といっても架空の患児（クライエント）との診察（面接）である。そのところどころでどんなことを念頭においているかの思考過程も合わせて示した。これはあくまでも例であって、精神現在症に関する知識をどう使うかは、読者の置かれている立場や状況、さらに患児（クライエント）やその保護者次第ということになるであろう。

　なお、児童青年期の精神現在症の把握は、一般精神科臨床の評価に加え、成長・発達の観点からの評価が欠かせない。そのためには、発達のマイルストーン（里程標。つまり、成長の程度を評価するための目安となる節目）を知っておき、これを患児と対比することが必要である。これは、本来ならば章を立てて詳述すべき内容であるが、類書にも記述が多いため、子細はそちらに譲ろう。問題は、診察の中でいつそれを評価するかである。「いろいろ聞いてみるとわかる」でもかまわないが、あえて理想を述べるならば、近況、あるいは最近の様子を聞いているうちに評価できるのが望ましい。そこで、発達のマイルストーンについては、『3.7近況の把握』で触れる。

1.12.1　学校をさぼっているとみなされた高校生男子

診察医：はじめまして。診察を担当することになりました○○です。

患児(A君)・母親：はじめまして。○○です。

診察医：A君は、何年生ですか？ 学校の名前も教えてくださいますか？

患児：　高校1年生です。○○高校です。

　　　　　　　→患児が答えやすい内容から問う。見当識の一部も確認できる。多分、意識は清明

診察医：このたびは、どうされましたか？

母親：　何か、1年の秋頃からどうもやる気が起きなくなったみたいなんで
　　　　す。もう3か月が経ちますが、どんどん様子がおかしくなっていま
　　　　して。この1か月は朝起きないし、学校もずっと休んでいます。

患児：　……。

診察医：そうだとしますと、お母様には心配に映りますね。

　　　　　　　　→ここは、事実と母親の解釈を弁別したいことを、さりげなく示唆

母親：　そうなんです。そのくせ、夕方になると必死にゲームをやり始める
　　　　んです。さぼりみたいに。もともとは真面目で、こんな子じゃなか
　　　　ったんですけど。

診察医：ちょっと待ってください。必死にゲームですか？ 何のゲームですか？

患児：　○○っていうゲーム。

診察医：そう。そのゲームは前から好き？

患児：　好きだけど、何か、やってても楽しくない。

母親：　え？ そうなの？

診察医：楽しくないっていうのは？

　　　　　　→非常に重要な話題が出てきたので、オープンクエスチョンで焦点を当てる

患児：　何をやっても楽しくないんですよ。部活もテレビもゲームも。

母親：　何にも？ ぜんぜんそんなこと私たちに話してくれない。

診察医：そうなったのはいつから？

患児：　……やっぱり、3か月前頃から。わけもなく。

　　　　　　→自発的発言の範囲内では話にまとまりがあるので、思考形式の異常はなさそう

母親：　そういえば、ずっと表情もどこか暗いし、前より話さなくなったし。

→ 行動制止かもしれない

診察医：あの、気分がふさいでいるとか、気分が重いとか、そんな感じはありませんか?

患児：　あります。どうしてかわからなくて……。

→ この発言からは、病感がうかがわれる

診察医：ゲームは、そういう気分を紛らわすための必死の抵抗?

患児：　そうです。前みたいに楽しくやりたいんだけど、何のゲームをしてもつまらないんです。おかしい、おかしいって思って。

→ 問題視された行動が、実は本人なりの対処行動であった

母親：　そういえば、食欲も落ちているみたい。

診察医：体重は減っていませんか?

患児：　測ってないけど、痩せたかもしれません。

母親：　もともと勉強できたほうなのに、まったく手につかないみたいで。

→ 知能・記憶は問題なさそう

診察医：もう少し、質問していいですか?

患児：　はい。

診察医：わけもなく、泣けてくることはありませんか?

患児：　そういうことはないです。でも、このままだと、自分なんて意味ないとか思ったり。

母親：　え? そんなことを感じてたの?

診察医：夜は眠れますか?

→ どうやら気分の落ち込みが深刻な状態らしいが、一旦冷静に他の事実を確認

患児：　眠れますけど、何度か目を覚まします。

診察医：一晩で、だいたい何回?

患児：　4、5回くらい。

診察医：そう。で、目が覚めたあとはどうなるの? すぐまた眠れるの?

→ 行動の話題なら、その後のことを確認することが大事

患児： 20分くらいたたないと眠れません。

診察医： じゃあ、かなり熟睡できなくなったんですね。いつから？

患児： ……2か月前頃から。

診察医： そうなら、当然学校には行けないと理解していいですか？

　　　　　　　　→診察医の不用意な誤解を避けるためには、このフレーズで問うのがよい

患児： ……はい。

母親： ……そうだったの。

診察医： ちょっと、大事な質問をさせてくださいね。死の考えがよぎることはありませんか？

患児： あ、そこまでは……。でも、今の状態が続くとつらいです。

診察医： お母様にお聞きしたいんですけど、以前妙に気分が高揚したことはありません？

母親： 何か嬉しいことがあると、ハイテンションにはなっておりましたけど。

診察医： 何か、本人らしくない、ハイテンションな時期は？

　　　　　　　　→躁病エピソードの既往の有無の確認

母親： ございません。

　問診を進めるうち、抑うつ気分と、さぼりに見えていた行動が、実は本人なりの対処行動であることが浮き彫りになった。意識・見当識の詳細は未確認、知覚・思考体験・自我意識は未聴取であるが、問診の自然な流れを重視して保留とし、必要なら後日の確認に。おそらく意欲低下と軽い行動制止のため保護者に自分のことを詳しく話していなかったと推測されるが、診察医にはここまで話したことで、母親のプライドが少し傷ついた可能性も考えておいたほうがいいかもしれない。日々お世話をしているのは母親である。なお、生活・発達歴、家族歴、既往歴などの一般的聴取内容は割愛した。

1.12.2　異常な行動をしている知的な遅れのある特別支援学校中等部2年の女子

　————最初の挨拶などは終えている。患児の知的な遅れは軽くなく、現在

I 知識編
第1章 精神現在症の評価

　　　　　も二語文がない

父親：　こいつ、最近おかしいんです！　一昨日はじっと同じ場所に座ったま
　　　　　まで、おもらしまでして。俺、見ました。汚いんだよ、中学生なのに！

母親：　そうそう。おむつは小学校2年生でとれたんですけど、最近失禁す
　　　　　ることも出てきて。

患児：　……。

診察医：あの、じっと動かないというのは、どういうことですか？

　　　　　→この場合、知能のハンディのため、精神現在症のほとんどの項目の評価に限界がある。
　　　　　　　　　　　　　　　　　　　　　　　それだけに、意欲・行動は重要な項目となる

父親：　じっと動かないっていうのは、その通りじっと動かないんです！

母親：　リビングに座ったまま、何もしないで、本当にじーっとしてるんで
　　　　　す。ほんとうならそんなことないんですけど。

診察医：ほんとうといいますか、普段なら、何をしているんですか？

母親：　人形遊び。

　　　　　→このような、元々との違いは、何かの発症を疑わせる。動かないのは、すなわち行動制止か

診察医：そうなんですか。何か表情もないように見えますけど。

母親：　そうなんです。無表情なんです。

診察医：小児科を受診されたんですよね。それで、頭の写真の検査とか血液
　　　　　検査では異常なかったんですよね？

　　　　　　　　　　　　　　　　　　　　→外因性精神障害の除外のための確認

父親：　そうです。検査で異常ないのに、こういうのはおかしいんです！
　　　　　活気がなくて、支援学校にも行かないし。休んで、もう1か月近く
　　　　　になります。

診察医：あの、質問していいですか？

父親：　何？

診察医：逆に、元気がありすぎることはありませんでした？　夜寝ないとか。

　　　　　　　　　　　　　　　　　→行為心迫、躁状態の既往の有無を確認

父親：　ああ、ありました。中1と、あと、たしか小5の頃。ほんの1週間くらい。

診察医： え？ 小5から？

> →ここで、発症の時期を確認できた

父親： そのときは、夜中家を出ていったんですよ。止めても家を出て行って、自転車で街中を乗り回してました。

診察医： えー、危ないですね。

父親： だから、叱ってやったんです。夜中寝ないで目を輝かせて何やってんだって！ 夜中ばかりでなく、日中も余計なことばっかりし始めて。

診察医： ああ、そうなるとお父様のお怒りもごもっともですね。で、今は逆に全然元気がないということなんですね？

父親： そうそう。おかしいんです。数か月おきに様子が変わるんです。学校でも同じ様子で、元気がないときは普段やる作業もしないって、先生が言ってましたよ。

> →意欲・行動の異常が、場面によらず一貫していることが確認できた。
>
> さらに、病相の交代が速いことも確認できた

診察医： もともとはどんな娘さんですか？

> →内因性精神障害が発症したと考えて間違いないかの再確認

母親： 大人しくて、物静かなほう。でも、ここまで動かないっていうのは……。

　行為心迫の時期と、失禁にまで至る著しい行動制止の時期が生じていることがわかる。小児科での検査で外因性精神障害はほぼ除外されている。病相が急速に交代するようである。この診察の範囲内では、発症は小5の頃といえる。病院受診までに、すでに3年が経過したわけだ。両親に疾患の特徴を理解いただけるように伝え、薬物治療を強く勧めることになる。病状が酷ければ入院も検討したい。躁病相の有無の確認を忘れないことも大切である。行動の異常である「行為心迫」と「行動制止」のことが診察医の念頭にあれば、知的障害に併存した双極性感情障害（いわゆる、急速交代型）の診断は容易である。

Ⅰ 知識編
第1章 精神現在症の評価

1.12.3 心理検査中に不可解な様子をみせた小学2年生

検査者：今から数字を言いますので、最後まで聞き終えてから、繰り返して
言ってください。

被験児：はい。

検査者：3、6。

被験児：3、6。

検査者：2、7。

被験児：2、7。

検査者：では、5、1、8。

被験児：5、1、8。

検査者：7、2、4。

被験児：……。

検査者：? 聞こえました?

被験児：……。

検査者：もう一度。7、2、4。

被験児：7……。

検査者：(試しに追加の出題) 4、7、1、9。

被験児：4、7、1、9。

検査者：(あれ? すらすら正確に答える。さっきのはいったい……)

　数唱で4桁がスムーズにできたのに、3桁の途中で検査者に明瞭な違和感を
抱かせる様子が短時間見られた。これは、数秒間意識障害が生じた可能性も考
えるべきである。精神現在症評価の手順で、知能より前に置かれる「意識」の
ことを思い起こす必要がある。ごく短時間の意識障害の発作は一緒に暮らして
いる家族でも見逃すことがある。検査者がこの症状に気づき主治医に報告した
としたら、お手柄と言ったら不謹慎だろうか。

1.12.4 授業中の教室で自分のオナラがとても気になるという中学2年生女子

―――――最初の挨拶などは終えている

母親： 教室でオナラのことが心配っていうんですよ。それでよく保健室に行くんです。かかりつけの小児科に行ったら過敏性腸症候群って説明されました。ガス型？　とかで、レントゲン写真を見せていただいたら、たしかにお腹にガスが溜まってるって言われました。ガスを消す薬と整腸剤をもらったので使っているんですけど、しょっちゅう保健室に行っているらしいです。

診察医： お母様のお話で十分状況が説明されたと理解していいですか?

患児： あ、はい。

診察医： 中学生女子にオナラの話をきくことになりますけど、それも大丈夫ですか?

患児： はい。病院だから平気です。

診察医： よかった。じゃあ、質問しますね。やっぱりオナラは気になりますか?

患児： はい。小5のときにテスト中にオナラをしちゃって、その音で大恥かいたことがあったので。

母親： そう、たしかそんなことがありました。

診察医： あなたは大恥と感じたんですね。そこまで極端にオナラの音を恐れるようになったのは、それからですか?

患児： はい。

　　→強い感情を背景とし長く影響を及ぼしている思考なので、優格観念（支配観念）を思わせる。

しかし、もう少し大事な確認を

診察医： あの、オナラなので、臭いの心配はどうですか?

患児： まあ、ちょっと心配です。

　　→こういう″ちょっと″は再確認が必要（補遺を参照）

診察医： ちょっとって、ほんの少しでいいですか?それとも、かなり心配ってことですか?

Ⅰ　知識編
第1章　精神現在症の評価

患児：　ほんの少しです。

診察医：念のための確認で、ちょっとごめんなさい。世の中には、同級生の
　　　　仕草から自分から臭いがしてると、とても気にする人がいたりしま
　　　　すけど、どうですか?

　　　　　　　　　　　　　　　　→いわゆる、自我漏洩症状がないかの確認

患児：　私は、そんなことないです。

診察医：そう。で、質問ですけど、保健室には1日に何回行くんですか?

　　　　　　→行動がどのようなパターンであるかを確認。その内容によって、介入の方略が違う

患児：　毎日2回くらい。

母親：　そんなに行っているの?

患児：　いいじゃん。私の悩みなんて、皆わかりっこない!

診察医：毎日2回は、面倒そうですね。

　　　　　　　　　→わかりっこないとの力みを緩和させ、多少なりとも自我違和感に導く質問

患児：　はい。面倒なんです。それが私の悩みなんです。

診察医：で、保健室で何してるの?

患児：　保健室の先生と20分くらい、お話ししてます。

診察医：どんな話?

患児：　最近の悩みとか。

診察医：そう。聞いてもらえると安心?

患児：　はい。でも、保健室の先生も忙しそうにしていることもあります。

診察医：なるほどね。保健室に行くのは、授業中? 休み時間?

患児：　オナラが気になるんで、休み時間の終わり頃から保健室にいます。

診察医：で、話が終わると途中から教室に戻るんだ。

　　　　　　　　　　→行動をエピソードとして把握し、かつ、それに伴う思考や感情の流れも確認

患児：　はい。保健室の先生が励ましてくれるので。

診察医：あの、ちょっと、大事なことを聞いていいですか?

患児：　はい。

診察医：休み時間から、オナラの音のことが気になり始めるの?

患児：　そうです。

診察医：朝起きたときとか、登校中は?

患児：　そんなに早くから気にしてません。

診察医：毎日、途中からオナラのことを気にするのは、嫌になりませんか?

　　　　　　　→自我違和感のことを質問しているが、やや誘導気味かもしれない

患児：　まあ、嫌です。

診察医：ほんとに失礼な質問ですけど、休み時間とか保健室で、オナラは出
　　　　ますか?　じっくり思い出してくださいね。

患児：　……出ないです。

　　　　　　　→この事実確認は、今の行動と思考のパターンを崩す意味として大きい

診察医：そうなんだ。もしかしたら、保健室に行く回数を制限できませんか?

患児：　……保健室の先生と相談してみます。

診察医：よく話し合ってみてくださいね。でも、もし教室でオナラが出たら
　　　　どうする?

　　　　　→こういう、患者が恐れている例外的な事態発生のときの対処を話題にするのは大事

患児：　……。

母親：　それを怖がってるんですよ、ずっと。

診察医：あの、そういうのって、決まったやり方があるんですけど、ご存知
　　　　です?

患児・母親：さあ。

診察医：皆がやっている常套手段。

患児：　何ですか?

診察医：知らんぷりなんですけど。

患児：　えー! 知らんぷり?

診察医：そうですよ、そりゃそうです。

母親：　そうですよね、やっぱり。

過敏性腸症候群で間違いないのだろうが、その症状にとらわれてしまってい

I 知識編
第1章 精神現在症の評価

るのが把握された。患児本人も意図せずして、いつのまにか「養護教諭に話を聞いてもらえる」との、行動療法でいう"正の強化"ができあがっていたようである。この内容であれば、児童精神科でなく、かかりつけ小児科医とスクールカウンセラーの協働でも介入効果が十分期待できそうである。ただし、そう判断できるのも、自我漏洩症状が否定されているからこそである。

1.12.5 学校を休みがちになった高校生男子

　　　　　　　最初の挨拶などは終えている

母親：　どうも最近元気というか、活気がなくなったんです

診察医：どんな感じか、説明できそうですか?

患児：　……。

診察医：小児科の検査も受けたとききました。

母親：　はい。そこでは異常がないって説明をききました。うつ病でしょうか。

患児：　……。

母親：　学校も休んで、もう半年も経ちます。

診察医：家の中の、どこで主に過ごすんですか?

母親：　自分の部屋です。テレビも観ないし。食事のときは部屋から出てくるんですけど。

患児：　テレビは怖いです。

診察医：え? テレビが怖い? どういうことか説明できそうですか?

患児：　……。

診察医：いつ頃から?

患児：　……半年前。

診察医：説明しにくい感じですか?

患児：　はい。

　　　　　　　→あまりにも漠然とした訴えなので、ここは手順の通りの精神現在症評価に踏みきる

診察医：今から簡単なこととか、ややこしいことを質問します。大事な診察なので、手伝ってください。

患児：　……。

→ 概観：年齢相応の体格。頭髪はやや乱れている。服装は年齢に合ったもので清潔。

やや表情に乏しい印象を与える

診察医：今日の日付、年月日を言ってください。

患児：　○年○月○日。

診察医：そうですよね。ここはどこですか?

患児：　○○病院です。

→ 時間、場所の見当識に障害なし

診察医：はいそうですね。あの、突然ですけど、引き算の暗算をお願いしますね。

患児：　はい。

診察医：100から7を引いてください。

患児：　93。

診察医：それから、どんどん7を引いてください。

患児：　86……79、72……65……58、51……44、37、30……23、16、9、2。

診察医：はい。ありがとうございます。先ほど、学力はもともと高いほうとききましたが。

母親：　はい、そうです。

→ 知能の問題はなし。記憶は不詳

診察医：あの、何か空耳みたいに、ないはずの音や声が聞こえることはありませんか?

患児：　……ないです。

診察医：同じように、何か不思議なものが見えるとか?

患児：　……ないです。

→ 知覚の異常はなさそう

診察医：お母様、この頃ご自宅で会話しておられて、お子さんの話がまとまらないように感じることはありませんか?　ここでのお話はまとまっているようですが。

母親：　大丈夫です。会話していて、あれっと思うようなことはありません。

> → 思考形式の異常はなさそう

診察医：訳もなく、周りが怖いと感じることはありませんか?

患児：　……あります。何か、不安でたまらないです。でも、理由がわかりません。テレビも怖いです。

診察医：といいますと?

患児：　自分のことがニュースで流されているんです。

母親：　え? そんなこと心配してるの?

患児：　だから、テレビをつけません。

診察医：そうなんだ。それって、怖いんですか?

患児：　そうです。怖いです。部屋の近くの道を通る人も、自分のことを話しているんです。

診察医：声が聴こえるんですか?

患児：　いえ、噂しているんです。

> → 妄想のみか、幻聴もあるのか、この回答では不明。しかし、幻覚・妄想状態と考えられる

診察医：関係ない通りすがりの人たちですよね?

患児：　はい。

診察医：噂されているとしたら、怖いもんですか?

患児：　怖いです。

診察医：噂されているような気がするんですか? それとも絶対噂されていますか?

患児：　噂されてます。

> → 被害念慮ではなく、明らかに被害妄想

診察医：そう。そういう怖さは、ぜひ、減らしたいですね。

患児：　はい。

> → 治療の動機づけ

診察医：あの、自分の考えが取られたり、外から入ってきたりはないですか?

患児：　え? ないです、そんなこと。

→ 思考体験の異常なし

診察医：気分が毎日続けて落ち込んだり、逆に元気がどんどん湧いて収まら
　　　　なくなるとかはありませんか?

患児：　……ないです。毎日、さっき言ったことで怖くて不安なんです。

→ 妄想に基づく不安以外、気分の異常はなし

診察医：夜は、何時に眠って、何時に起きてますか?

患児：　えっと、0時には寝て、起きると8時です。

診察医：その間、ずっと眠ってますか?

患児：　はい。

診察医：お母様、食事とか、シャワーやお風呂とかはどうですか?

母親：　食事は3食、食べてます。毎日シャワーしているみたいです。

診察医：自分の部屋では何をしているんですか? たとえば昨日ですと。

患児：　昨日は……携帯のゲームをしてました。

→ 意欲・行動は特記事項なし

診察医：あの、こうやって会話をしていて、実感が湧かないと感じませんか?

患児：　それ、あります。何をしててもピンときません。

診察医：いつからですか?

患児：　1年くらい前からです。だんだん酷くなってます。

診察医：自分の行動が、何かに操られているとかは?

患児：　え? そんなことはないです。

→ 自我意識の異常のうち、離人症状あり、させられ体験なし

診察医：最近の状態をご自分ではどう考えますか?

→ 病識・病感に関する問い

患児：　よくわからないです。でも、前とは違うと思います。

診察医：何か病気かと心配になりませんか?

患児：　そんなことは考えたことはないです。

→ 一連の問診で、連合弛緩がないこと、疎通性が良好なこと、

病感はぼんやりとありそうなことが把握される

I 知識編
第1章 精神現在症の評価

> 診察医：私は医師なので、ときどき質問しているのですが、死の考えがよぎ
> 　　　　ることはありませんか？
> 患児：　……ないです。
> 診察医：誰にも黙って死のうとしたことは？
>
> 　　　　　　　　　　　　　　　　　　　→希死念慮、自殺企図歴も確認
>
> 母親：　……。
> 患児：　ないです。でも、今の状態は苦しいです。

　質問は侵襲的ではあるが、必要であればこのように一通り精神現在症を評価することになる。ただし、この程度の問診では、精神現在症が網羅されているとは言えない。ひとまず、大事な症状、症候が把握できたまでである。他人に自分のことを知られる怖さはあるかもしれないが、一方、自分のつらさをほどよく話せたのは、治療的なように思われる。何より、患児が体験している怖さを知ることができたことと、それを話し合えたことは大きい。

1.12.6　声が聞こえて苦しいという高校生女子 ── すでに他院で抗精神病薬が処方され内服している

　────最初の挨拶などは終えている
- 概観：年齢相応で、季節に合った服装。口紅をさしている
- 意識：挨拶や現病歴についての問診に対する適切な返事から清明と判断されている
- 見当識：正常
- 知能・記憶：もともとの学力が中位であることから知能の障害はないと判断されている。現病歴をスムーズに話せることから、記憶の異常はないと判断されている

> 診察医：いないはずの人の声が聞こえるというようなことはありませんか？
> 患児：　あります。あの、実は、今も聞こえているんです。

母親：　　え?

診察医：どこから聞こえていますか?

患児：　　この部屋のあっちのほう。男の人の低い声。いろいろ命令してくる。
　　　　　あれこれ触れとか。

→命令性幻聴

診察医：それは、苦痛じゃないですか?

患児：　　苦痛です。命令されて困ります。でも、今は他の人がどう思うかも
　　　　　気になりますので、命令の通り動かないようにがんばっています。

診察医：そうなんだ。じゃあ、そうとう心が疲れそうですね。

→患児の心の健康な側面に向けての問いかけ

患児：　　そうです。何もしないようにするだけでも、とっても疲れます。

母親：　　そうだったの。それなのに、私、普通に学校に行けとか無理を言っ
　　　　　てしまって……。

診察医：それは、親心から当然じゃないでしょうか。お子さんのこの苦しみ
　　　　　はご存知なかったのですから。ほかに、いないはずの人や物が見え
　　　　　るなどということはありませんか? 私がこうきいたからといって、
　　　　　その気になる必要はありませんからね。

患児：　　あります。人が見えます。1人だけど、その背後に大勢の人がいて、
　　　　　私のことを見ています。

診察医：どんな背丈とか、服装とか、年齢の人?

患児：　　はでな色の服を着たおばさんです。その人たちが私を見ているんで
　　　　　す。わたしが服装を変えると、その人たちが変に思うから、それで
　　　　　服を着替えないんです。

診察医：あ、それで服を着替えないんだ。

母親：　　そんな理由で着替えなかったの? 同じ服なら着替えた?

患児：　　着替えた。

診察医：その人って、気配とかじゃなくて、明らかに見える人?

患児：　　人です。気配じゃないです。

I 知識編
第1章 精神現在症の評価

　　　　　　　　　　　　　　　　　→実体意識性ではなく、あきらかに幻視

診察医：今でも見えるの？

患児：　薬を飲んでから、見えなくなりました。だから、着替えもできます。

診察医：そう。

　　　　　　　　　→返事の文章はよくまとまっているので、連合弛緩はなさそうである

診察医：近くにいる人や人たちが、自分のことを悪く噂していると感じること
　　　　はありませんか？

患児：　あります。見知らぬ人とすれ違うと、自分を悪く思っているだろう
　　　　と思います。

診察医：一瞬そう思うだけ？　それとも絶対そう思っているとの考えが離れ
　　　　ない？

患児：　絶対、私のことを悪く思っています。

　　　　　　　　　　　　　　　　　　　　　　→被害念慮ではなく、被害妄想

診察医：そういうときは、どうしているの？

患児：　誰か友達と話すと、会話に気が向いて紛らわせられます。それか、
　　　　ただ我慢するかです。

診察医：そう。念のためにききますが、誰かにずっと見られているとか監視
　　　　されているとかあります？

患児：　あります！　学校でも自分の部屋でも、ずっと誰かが私を監視してい
　　　　るからつらいんです（泣く）。

母親：　そんなこともあったの……。

診察医：こういう問診はつらくないですか？

患児：　つらくないです。つらいというより、言葉にできないつらい気持ち
　　　　が整理できます。

診察医：そうですか。じゃあ、続けますね。監視は、そんな気がする程度？
　　　　それとも絶対監視されてる？

患児：　絶対です。

　　　　　　　　　　　　　　　　　　　　　→注察妄想が確認された

診察医：そう。そういうときは、どうしているの?

患児：　大きな音でラジオをかけて、気を紛らわします。

母親：　そうなの、それであんな大きい音で音楽を聴いていたのね。

　　　　　　　　→症状への対処行動を問うと、症状の影響力が把握しやすくなる

診察医：あの、奇抜な質問ですが、自分の考えていることが人に伝わるとか、

　　　　わかられるとかはありませんか? ほかに、考えが入ってくるとか。

患児：　あります。学校で、教室の皆に私の考えていることを知られています。

　　　　　　　　　　　　　　　　　　　　　　　→思考伝播が確認された

診察医：それ、怖くないですか?

患児：　怖いです。でも、我慢しているんです。

母親：　学校に行ってて、そんなふうに我慢していたの……。

診察医：そういう苦痛は減ったほうがいいように思いますが。

患児：　もちろんです。つらいです。

診察医：気分が落ち込むことはありませんか?

→気分はどうですかとの問い方もあるが、ここは患児の負担を減らすためクローズドクエスチョンに

患児：　落ち込みます。こんな状態だし、どうせ何も楽しめない、楽しいこ

　　　　とがないと思っています。

診察医：そう。死のことが頭をよぎることはありませんか?

患児：　あります。だから、この間……。

母親：　あのとき、そうだったの。苦しいのね。

患児：　(泣く)それに、こんな自分じゃあ家族に迷惑をかけるとも思って

　　　　……。

　　　　　　　　→種々の精神症状に基づく抑うつ気分と、希死念慮、自殺企図歴を確認できた

母親：　大丈夫。一緒に治しましょう。

診察医：私もそう思います。つらくて死にたくなるのはわかりますが、死ぬ

　　　　ことはしないでください。

患児：　わかりました(泣く)。

診察医：お母様、逆に、妙に元気がいい日が何日か続くということはなかっ

I 知識編
第1章 精神現在症の評価

たですか?

母親： それは、ありません。

→躁病エピソードがなかったことを確認

診察医：あの、ややこしい質問をしていいですか?

患児： はい。

診察医：こんなふうに話をしてたり、何かをしてたりするのに、実感がわか
ないことはありますか?

患児： あります。ずっとあります。この1年くらい。そういうの、なかな
か言葉にできなくて。

診察医：そうですよね。言葉で表しにくいですよね。それは、自分の感情や
考えについてはどう?

患児： それもしっくりこないんです。

診察医：そうなんだ。体の感覚は?

患児： それは大丈夫です。

→離人症状のうち、外界意識離人症、内界意識離人症が把握された

診察医：自分で動いているのではなく、誰かに操られていると感じることは?

患児： それはないです(泣く)。

診察医：あの、泣いてしまうのは、質問がきついからですか?

患児： 違います。私がどう苦しんできたかをやっと言葉にできて、つらさ
を言えて泣いているんです。

→接触性、疎通性良好。病識は未確認でも病感がうかがえる

母親： 私もよくわかりました。娘はこんなふうに苦しんでいたんですね。

診察医：あの、こういう言いようのない苦しみを軽くする治療を進めたいの
ですが。飲み薬の調整です。

患児： お願いします。悩みを言えて、すっきりしました。

診察医：そう、悩みを整理できたのはよかったかもしれませんね。でも、
色々話して疲れたかと思います。今日の夜はゆっくり寝て疲れをと
ってくださいね。

疎通性が回復し病識が芽生え始めている統合失調症の場合、精神現在症の確認が、患者が体験している苦しさの表現や、独特な症状を家族が理解することに役立つ。ここまで共通理解が進むと、治療の動機づけが進展しやすいだろう。統合失調症の診療は精神科臨床の基本の基本との筆者の考えは、今でも変わらない。

自閉スペクトラム症の中核症状は何？

C氏： 前から気になってたんだけど、自閉スペクトラム症（ASD）の中核症状は何だと思います？

井上： それは難しい質問ですね。カナーKanner Lは、小児自閉症の特徴を、相互的社会性の質的障害、言葉のコミュニケーションの障害、そしてイマジネーションの質的異常の"3つ組"にまとめましたけれど……。

C氏： うつ病から抑うつ気分を引き算すると、本筋ではうつ病は成立しないでしょ。だから、うつ病の中核症状は抑うつ気分って言えますよね。統合失調症だと、陰性症状が中核症状であるという考えはあるにしても、今の診断方法ではこの症状を引き算すれば統合失調症とは根本的に言えなくなるというものがないでしょ。だから、統合失調症には中核症状はなくて、いろんな症状の合わせ技の診断ですよね。

井上： なるほど、そうですね。でも、どうして、ASDの中核症状なんてことに急に拘られるんでしょうか。

C氏： いくら考えてもよくわからなくて……。

井上： ASDの症状というか特性は個人差が大きくて、カナーの3つ組のどれかひとつを引き算したような臨床像はありえます。ただ、よくよく見ると、3つそろっていることがわかることもあります。症状や特性の把握は、問診や評価の精度にもよると思います。特

性をふたつのグループにまとめたDSM-5に則ってみても、たしかにこれを引き算すると本筋としてASDと言いにくいというのはないかもしれません。社会的(語用論的)コミュニケーション症／社会的(語用論的)コミュニケーション障害social(pragmatic) communication disorderという診断カテゴリーが新設されて、話はやや複雑になってきているのですが……。

C氏： それで、ASDの中核症状は？

井上： しばらく考えてみますけど、今のところ、ASDの中核症状はないとしておきたいと思います。ASDは、症候群といいますか、特性の複合体と考えたほうがいいかもしれません。

C氏： そう。ところで、ASDの症状を精神現在症で整理できない？ だって、本人や親から聞く発達歴って、究極的にはあてにならないって考えてもいいかもしれないじゃない？

井上： まあ、そういう事情から診察で苦労するときもありますが。

C氏： だから、今、目の前にいる患者を診て、精神現在症でまとめることが大事ということにならない？

井上： 発達障害に入るASDを、縦断的な発達歴の評価を抜きにして、横断的な今の臨床像で診断するのは、かなりの大技だと思います。それに、そうするには、精神現在症の専門用語を上手に使ってASDの特性を適切に表すことが必要になります。今の私に、そんな力はありません。

C氏： そんなこと言わないで、がんばってみてよ。

ASDを疑うべき精神現在症(※印は、比較的ASDに特異的と考えられる症候)[107]

概観：アイコンタクトの不良、感情に伴う表情変化の乏しさ

意識：該当なし

見当識：該当なし

知能：低い者から高い者まで様々

記憶：出来事の一連の流れの記憶よりも、特定の場面を視覚的に鮮明に

記憶※

通常、注意が向けられない、意味の乏しい内容に関する細かい内容を鮮明に記憶※

例）旅行先のホテルのルームナンバー、遠足での弁当の内容など

嫌な出来事を、当時の感情を伴ってありありと想起する

嫌な出来事の想起が強まると、あたかもその場面に現在居るかのような体験をする（タイムスリップ現象）

定型発達の人の嫌な出来事の記憶と異なり、記憶が曖昧にならない※

興味の偏りに基づく特定の狭い分野への過剰な知識の蓄積※

同時に、一般的常識に関する簡単な知識の虫食い状態の欠如

知覚：聴覚・触覚の過敏さと温痛覚の鈍感さ

思考：思路：該当なし

　　　内容：機能的でない拘り※（拘りの内容が機能的でないことが重要）

　　　　　例）玄関の自分の履物の位置。強迫症状と異なり、自我違和感なし

　　　体験：該当なし

感情・情動・気分：該当なし（併存精神障害により不安や抑うつがみられることあり）

行動・意欲：常同運動

社会(社交)場面での相手との関わりを調整するジェスチャーの不自然さ

他人や他人の感情への興味の乏しさ、無頓着さ（思考内容や疎通性とも重複）

特定の狭い内容の関心事に対する過度な興味※

自我意識：該当なし

その他／

接触性：該当なし

疎通性：相互性のある会話が、以下のように困難

興味のない話題では会話が進まない

興味のある話題では一方的に話す※

言葉の字義通り解釈（喩え話が通じない）

子どもの証言能力

かつて、米国で幼児の保育園での性被害を疑わせる発言を巡って大混乱が生じたことがあった。「**マクマーティン保育園裁判**」である。裁判になったが、証言台に立った幼児が空想を交えた話をし始めたことから、結局起訴の取り下げになった。診察(面接)での患児(クライエント)の話の蓋然性は、実はある程度疑わしいものかもしれない。特に低年齢の子どもはそうであろう。架空の事物をあたかも真実であるかのように物語る、**空想虚言症pseudoligia fantastica**〔羅〕の場合は別として、思春期・青年期になれば、話の蓋然性は成人相当とみなしてよいかもしれない。低年齢の子どもの訴えや証言は、被虐待の事実認定でさらに問題となる。事実の把握、確認は実はなかなか難しい。解決策として、長尾ら[108]は、本邦での被暗示性テストの開発、および子どもの不安度なども含む評価バッテリーの開発、暗示性を弱める標準的方法の導入と正確な記録、そして、陪審員制度で審判に関わる者に予備知識を提供する資料の作成をあげている。

文献

*01 井上令一、四宮滋子監訳「医師 - 患者関係と面接技法」『カプラン臨床精神医学テキスト 第2版 —DSM-IV-TR診断基準の臨床への展開』1-18頁、メディカル・サイエンス・インターナショナル、2004年 (Sadock BJ, Sadock VA: *Kaplan & Sadock's Synopsis of Psychiatry: Behavioral Sciences/Clinical Psychiatry Ninth Edition*. Lippincott & Williams & Wilkins, 2003)

*02 井上令一監修、四宮滋子、田宮聡監訳「精神科患者の診察と診断」『カプラン臨床精神医学テキスト 第3版—DSM-5診断基準の臨床への展開』221-328頁、メディカル・サイエンス・インターナショナル、2016年 (Sadock BJ, Sadock VA, Ruiz P: *Kaplan & Sadock's Synopsis of Psychiatry: Behavioral Sciences/Clinical Psychiatry Eleventh Edition*. Wolters Kluwer, 2015)

*03 宮岡等『内科医のための精神症状の見方と対応』医学書院、1995年

*04 濱田秀伯『精神症候学 第2版』弘文堂、2009年

*05 原田憲一『精神症状の把握と理解』中山書店、2008年

*06 北村俊則『精神・心理症状学ハンドブック[第3版]』日本評論社、2013年

*07 濱田秀伯「意識の障害」『精神症候学 第2版』218-237頁、弘文堂、2009年

*08 北村俊則「意識」『精神・心理症状学ハンドブック[第3版]』149-160頁、日本評論社、2013年

*09 石黒健夫「意識障害」加藤正明編者代表『新版 精神医学事典』33-34頁、弘文堂、1993年

*10 兼本浩祐「機械論、機能主義、多元論、そして愛について」『こころの科学』188号、97-101頁、2016年

*11 古賀良彦「意識の障害」浅井昌弘、小島卓也責任編集『臨床精神医学講座』1巻(精神症候と疾病分類・疫学)、7-17頁、中山書店、1998年

*12 American Psychiatric Association: *DSM-5 Diagnostic and Statistical Manual of Mental Disorders 5th ed.* p.119-121, American Psychiatric Publishing, 2013. (高橋三郎、大野裕監訳『DSM-5 精神疾患の診断・統計マニュアル』117-120頁、医学書院、2014年)

*13 福武敏夫「意識障害」『神経症状の診かた・考えかた—General Neurologyのすすめ』244-250頁、医学書院、2014年

*14 原田憲一「軽度せん妄の臨床的把握」『精神症状の把握と理解』154-158頁、中山書店、2008年

*15 大熊輝雄「小児、老年者の脳波」『臨床脳波学 第5版』103-119頁、医学書院、1999年

*16 井上勝夫「器質性精神障害と鑑別すべき身体疾患」『テキストブック児童精神医学』123-128頁、日本評論社、2016年

*17 濱田秀伯「行動の変化、異常行動」『精神症候学 第2版』147-175頁、弘文堂、2009年

*18 小此木啓吾「無意識」小此木啓吾編集代表『精神分析事典』454-455頁、岩崎学術出版社、2002年

*19 Soon CS, Brass M, Heinze H, et al.: Unconscious Determinants of Free Decisions in the Human Brain. *Nat Neurosci* 11; 543-545, 2008.

*20 大東祥孝「見当識」加藤正明編者代表『新版 精神医学事典』215頁、弘文堂、1993年

*21 井上勝夫「エコマップの例」『テキストブック児童精神医学』47頁、日本評論社、2014年

*22 上出弘之「知能」加藤正明編者代表『新版 精神医学事典』537頁、弘文堂、1993年

*23 融道男、中根允文、小見山実他監訳『ICD-10 精神および行動の障害—臨床記述と診断ガイドライン 新訂版』235-241頁、医学書院、2005年

*24 American Psychiatric Association: *DSM-5 Diagnostic and Statistical Manual of Mental Disorders 5th ed.* p.33-41, American Psychiatric Publishing, 2013. (高橋三郎、大野裕監訳『DSM-5 精神疾患の診断・統計マニュアル』33-39頁、医学書院、2014)

*25 American Psychiatric Association: *DSM-5 Diagnostic and Statistical Manual of Mental Disorders 5th ed.* p.727, American Psychiatric Publishing, 2013, Arlington. (高橋三郎、大野裕監訳『DSM-5 精神疾患の診断・統計マニュアル』723頁、医学書院、2014年)

*26 濱田秀伯「記憶の障害」『精神症候学 第2版』371-383頁、弘文堂、2009年

*27 American Psychiatric Association: *DSM-5 Diagnostic and Statistical Manual of Mental Disorders 5th ed*. p.271-286, American Psychiatric Publishing, 2013.(高橋三郎、大野裕監訳『DSM-5 精神疾患の診断・統計マニュアル』269-284頁、医学書院、2014年)

*28 加藤華子、濱田秀伯「強迫の症状学」『精神科治療学』22巻、485-490頁、2007年

*29 上出弘之「イディオ・サヴァン」加藤正明編者代表『新版 精神医学事典』46頁、弘文堂、1993年

*30 北村俊則「記憶」『精神・心理症状学ハンドブック[第3版]』129-136頁、日本評論社、2013年

*31 Buckhout R: Eyewitness testimony. *Scientific American* 231: 23-31, 1974.

*32 Hyman IE Jr., Husband TH, Billings JB: False Memories of Childhood Experiences. *Applied Cognitive Psychology* 9: 181-197, 1995.

*33 Atkinson RC, Shiffrin RM: Human memory: a proposed system and its control processes. In Spence KW, Spence JT(eds): *The psychology of learning and motivation*, vol. 2. p.89-195, Academic Press, 1968.

*34 佐藤寛之、町沢静夫「知覚心理学、認知心理学」氏原寛、亀口憲治、成田善弘他共編『心理臨床大事典 改訂版』55-59頁、培風館、2004年

*35 Miller GA: The magical number seven plus or minus two: Some limits on our capacity for processing information. *Psychol Rev* 63: 81-97, 1956.

*36 藤井俊勝、山鳥重、鈴木匡子「記憶の障害」浅井昌弘、小島卓也責任編集『臨床精神医学講座』1巻(精神症候と疾病分類・疫学)、28-40頁、中山書店、1998年

*37 Baddeley AD, Hitch GJ: Working Memory. In Bower GA(ed): *Recent advances in learning and motivation*. vol.8, p.47-90, Academic Press, 1974.

*38 Baddeley AD: Working Memory. Science 255: 556-559, 1992.

*39 山鳥重「知覚」加藤正明編者代表『新版 精神医学事典』534頁、弘文堂、1993年

*40 井上令一監修、四宮滋子、田宮聡監訳『精神科患者の診察と診断』『カプラン臨床精神医学テキスト 第3版―DSM-5診断基準の臨床への展開』243-250頁、メディカル・サイエンス・インターナショナル、2016年 (Sadock BJ, Sadock VA, Ruiz P: Kaplan & Sadock's Synopsis of Psychiatry: *Behavioral Sciences/Clinical Psychiatry Eleventh Edition*. Wolters Kluwer, 2015)

*41 北村俊則「感覚と知覚」『精神・心理症状学ハンドブック[第3版]』65-80頁、日本評論社、2013年

*42 原田憲一「幻覚」『精神症状の把握と理解』39-59頁、中山書店、2008年

*43 融道男、中根允文、小見山実他監訳『ICD-10 精神および行動の障害―臨床記述と診断ガイドライン 新訂版』97-105頁、医学書院、2005年

*44 American Psychiatric Association: *DSM-5 Diagnostic and Statistical Manual of Mental Disorders 5th ed.* p.99-105, American Psychiatric Publishing, 2013. (高橋三郎、大野裕監訳『DSM-5 精神疾患の診断・統計マニュアル』99-105頁、医学書院、2014年)

*45 深尾憲二朗「統合失調症と関連障害―DSM-5の一般的コンセプト」村井俊哉、宮田久嗣編集『DSM-5を読み解く―伝統的精神病理、DSM-Ⅳ、ICD-10をふまえた新時代の精神科診断』2巻(統合失調症スペクトラム障害および他の精神病性障害群、物質関連障害および嗜癖性障害群)、2-11頁、中山書店、2014年

＊46　中安信夫「幻視」加藤正明編者代表『新版 精神医学事典』206-207頁、弘文堂、1993年

＊47　中安信夫「幻嗅」加藤正明編者代表『新版 精神医学事典』203頁、弘文堂、1993年

＊48　真柳佳昭、渡辺英寿「側頭葉てんかん」鈴木二郎、山内俊雄責任編集『臨床精神医学講座』9巻（てんかん）、191-202頁、中山書店、1998年

＊49　兼本浩祐「てんかん―児童精神科領域で必要な知識」『精神科治療学』23巻増刊、306-312頁、2008年

＊50　小倉清「今を生きる子どもたち」『精神分析研究』46巻、239-249頁、2002年

＊51　Dunn W: *The Sensory Profile: User's Manual*. Psychological Corporation, 1999.

＊52　辻井正次監修『日本版感覚プロファイル』日本文化科学社、2015年

＊53　太田篤志、土田玲子、宮島奈美恵「感覚発達チェックリスト改訂版（JSI-R）標準化に関する研究」『感覚統合障害研究』9巻、45-56頁、2002年

＊54　神田橋條治「対象関係」『治療のこころ』2巻（精神療法の世界）、45-50頁、花クリニック神田橋研究会、1992年

＊55　井上勝夫「対象関係論」『テキストブック児童精神医学』76-80頁、日本評論社、2014年

＊56　濱田秀伯「思考の障害」『精神症候学 第2版』327-370頁、弘文堂、2009年

＊57　神田橋條治「構造と内容」『対話精神療法の初心者への手引き』75-76頁、花クリニック神田橋研究会、1997年

＊58　原田憲一「思路の障害」『精神症状の把握と理解』101-117頁、中山書店、2008年

＊59　北村俊則「思考」『精神・心理症状学ハンドブック［第3版］』88-121頁、日本評論社、2013年

＊60　切替辰哉「思考散乱」加藤正明編者代表『新版 精神医学事典』294-295頁、弘文堂、1993年

＊61　宮本昌子、早坂菊子「Clutteringが疑われる児童の発話特徴とpossible-cluttering群の同定」『音声言語医学』45巻、13-22頁、2004年

＊62　小見山実「妄想」加藤正明編者代表『新版 精神医学事典』767-768頁、弘文堂、1993年

＊63　小見山実「妄想気分」加藤正明編者代表『新版 精神医学事典』768頁、弘文堂、1993年

＊64　小見山実「関係妄想」加藤正明編者代表『新版 精神医学事典』120頁、弘文堂、1993年

＊65　井上勝夫「強迫性障害」『テキストブック児童精神医学』102-104頁、日本評論社、2014年

＊66　American Psychiatric Association: *DSM-5 Diagnostic and Statistical Manual of Mental Disorders 5th ed.* p.235-264, American Psychiatric Publishing, 2013.（高橋三郎、大野裕監訳『DSM-5 精神疾患の診断・統計マニュアル』233-261頁、医学書院、2014年）

＊67　北村俊則「感情」『精神・心理症状学ハンドブック［第3版］』195-225頁、日本評論社、2013年

＊68　濱田秀伯「感情の障害」『精神症候学 第2版』286-313頁、弘文堂、2009年

＊69　原田憲一「感情の科学」『精神症状の把握と理解』183-201頁、中山書店、2008年

＊70　World Health Organization: *The ICD-10 Classification of Mental and Behavioural Disorders: Clinical descriptions and diagnostic guidelines*, 1992.（融道男、中根允文、小見山実他監訳『ICD-10 精神および行動の障害―臨床記述と診断ガイドライン 新訂版』医学書院、2005年）

＊71　American Psychiatric Association: *DSM-5 Diagnostic and Statistical Manual of Mental Disorders 5th ed.* p.156-168, 462-466, American Psychiatric Publishing, 2013.（高橋三郎、大野裕監訳『DSM-5 精神疾患の診断・統計マニュアル』156-167頁、454-457頁、医学書院、2014年）

＊72　中井久夫「精神分裂病からの寛解過程―描画を併用した精神療法をとおしてみた縦断的観察」『中井久夫著作集 精神医学の経験』1巻（分裂病）、115-180頁、岩崎学術出版社、1984年

＊73 American Psychiatric Association: *DSM-5 Diagnostic and Statistical Manual of Mental Disorders 5th ed.* p.123-154, American Psychiatric Publishing, 2013.（高橋三郎、大野裕監訳『DSM-5 精神疾患の診断・統計マニュアル』123-153頁、医学書院、2014年）

＊74 井上勝夫「気分（感情）障害」『テキストブック児童精神医学』112-117頁、日本評論社、2014年

＊75 原田憲一「うつ」『精神症状の把握と理解』61-83頁、中山書店、2008年

＊76 濱田秀伯「身体との関連」『精神症候学 第2版』176-199頁、弘文堂、2009年

＊77 井上令一監修、四宮滋子、田宮聡監訳「徴候および症状に関する用語集」『カプラン臨床精神医学テキスト 第3版―DSM-5診断基準の臨床への展開』1573-1587頁、メディカル・サイエンス・インターナショナル、2016年（Sadock BJ, Sadock VA, Ruiz P: *Kaplan & Sadock's Synopsis of Psychiatry: Behavioral Sciences/Clinical Psychiatry Eleventh Edition.* Wolters Kluwer, 2015）

＊78 加藤忠史「双極Ⅰ型障害」神庭重信、内山真編集『DSM-5を読み解く―伝統的精神病理、DSM-Ⅳ、ICD-10をふまえた新時代の精神科診断』3巻（双極性障害および関連障害群、抑うつ障害群、睡眠・覚醒障害群）、67-72頁、中山書店、2014年

＊79 American Psychiatric Association: DSM-5 Diagnostic and Statistical Manual of Mental Disorders 5th ed. p.189-233, American Psychiatric Publishing, 2013.（高橋三郎、大野裕監訳『DSM-5精神疾患の診断・統計マニュアル』187-231頁、医学書院、2014年）

＊80 堀越勝、野村俊明『精神療法の基本―支持から認知行動療法まで』医学書院、2012年

＊81 山上敏子「『系統的脱感作法の適用についての一考察』とその後」『精神神経学雑誌』109巻、1095-1099頁、2007年

＊82 山上敏子、香西洋、大隈紘子他「系統的脱感作法の適用についての一考察」『精神神経学雑誌』77巻、915-924頁、1975年

＊83 濱田秀伯「意志・欲動の障害」『精神症候学 第2版』314-326頁、弘文堂、2009年

＊84 井上勝夫「解離性（転換性）障害・身体表現性障害」『テキストブック児童精神医学』104-111頁、日本評論社、2014年

＊85 北村俊則「欲動と意志」『精神・心理症状学ハンドブック［第3版］』169-194頁、日本評論社、2013年

＊86 井上令一、四宮滋子監訳「精神医学における徴候と症状」『カプラン臨床精神医学テキスト―DSM-Ⅳ-TR診断基準の臨床への展開 第2版』295-312頁、メディカル・サイエンス・インターナショナル、2004年（Sadock BJ, Sadock VA: *Kaplan & Sadock's Synopsis of Psychiatry: Behavioral Sciences/Clinical Psychiatry Ninth Edition.* Lippincott & Williams & Wilkins, 2003）

＊87 松木邦裕「原始的防衛機制」小此木啓吾編集代表『精神分析事典』121-122頁、岩崎学術出版社、2002年

＊88 松木邦裕「スプリッティング」小此木啓吾編集代表『精神分析事典』262-263頁、岩崎学術出版社、2002年

＊89 岩崎徹也「投影性同一視」加藤正明編者代表『新版 精神医学事典』577-578頁、弘文堂、1993年

＊90 権成鉉「理想化」小此木啓吾編集代表『精神分析事典』489-490頁、岩崎学術出版社、2002年

＊91 井上令一監修、四宮滋子、田宮聡監訳「パーソナリティ論と精神病理学」『カプラン臨床精神医学テキストDSM-5診断基準の臨床への展開 第3版』173-219頁、メディカル・サイエンス・インターナショナル、2016年（Sadock BJ, Sadock VA, Ruiz P: *Kaplan & Sadock's Synopsis of Psychiatry: Behavioral Sciences/Clinical Psychiatry Eleventh Edition.* Wolters Kluwer, 2015）

＊92　井上勝夫「バリント」『テキストブック児童精神医学』80頁、2014年

＊93　金城辰夫「行動主義」氏家寛、亀口憲治、成田善弘他共編『心理臨床大事典 改訂版』161-165頁、培風館、2004年

＊94　Szabo S, Tache Y, Somogyi A: The Legacy of Hans Selye and the Origins of Stress Research: A Retrospective 75 Years After His Landmark Brief "Letter" to Editor of Nature. *Stress* 15:472-478, 2012.

＊95　濱田秀伯「自我と自我意識の障害」『精神症候学 第2版』238-250頁、弘文堂、2009年

＊96　北村俊則「自我機能」『精神・心理症状学ハンドブック［第3版］』137-148頁、日本評論社、2013年

＊97　American Psychiatric Association: *DSM-5 Diagnostic and Statistical Manual of Mental Disorders 5th ed.* p.291-307, American Psychiatric Publishing, 2013.
（高橋三郎、大野裕監訳『DSM-5 精神疾患の診断・統計マニュアル』289-304頁、医学書院、2014年）

＊98　D.N.スターン（小此木啓吾、丸田俊彦監訳）『乳児の対人世界─理論編』岩崎学術出版社、1989年

＊99　小此木啓吾「自我」小此木啓吾編集代表『精神分析事典』154-156頁、岩崎学術出版社、2002年

＊100　北村俊則「疾患への態度」『精神・心理症状学ハンドブック［第3版］』280-294頁、日本評論社、2013年

＊101　濱田秀伯「態度」『精神症候学 第2版』109-122頁、弘文堂、2009年

＊102　濱田秀伯「知能の障害」『精神症候学 第2版』384-404頁、弘文堂、2009年

＊103　井上勝夫「小児の発達障害において病識を獲得させることの是非をめぐって」『精神科治療学』30巻、1315-1320頁、2015年

＊104　American Psychiatric Association: *DSM-5 Diagnostic and Statistical Manual of Mental Disorders 5th ed.* p.783-806, American Psychiatric Publishing, 2013, Arlington.（高橋三郎、大野裕監訳『DSM-5 精神疾患の診断・統計マニュアル』775-798頁、医学書院、2014年）

＊105　武井明訳「自殺行動と自傷」長尾圭造、氏家武、小野善郎他監訳『新版 児童青年精神医学』843-871頁、明石書店、2015年（Rutter M, Bishop D, Pine D, et al.: *Rutter's Child and Adolescent Psychiatry Fifth Edition.* Blackwell Publishers Limited, 2008）

＊106　松本俊彦『もしも「死にたい」と言われたら─自殺リスクの評価と対応』中外医学社、2015年

＊107　井上勝夫「支援に活かす自閉症スペクトラム障害の多次元的な特性評価・診断」『精神科診断学』6巻、44-49頁、2013年

＊108　長尾圭造、北畑歩「子どもの証言能力」『精神科治療学』22巻、965-969頁、2007年

第2章
鑑別診断

I 知識編

2.1 精神疾患診断の伝統的な鑑別順序

母親：先生、この子は他の病院で自閉スペクトラム症って診断されています。何ですか、易刺激性に効くって聞いていましてね、薬を使っています。たしかに落ち着いたみたいです。でも、この頃、何かそわそわしているんですよ。食事中もよく足を動かしたり。貧乏ゆすりなんでしょうか。気持ちも落ち着かないって言い始めていましてね。お薬の量が足りないんでしょうか。もう中学生になりまして、しっかりしてほしいんですけど。勉強は前から得意ですし、英単語なんか見るとすぐ暗記しちゃうんです。春から鉄道研究部に入りましてね、初めのうちは趣味が合う仲間ができたって喜んでいたんですけど、この頃は会話が通じないって言い始めていまして、何かストレスを溜めこんでためているみたいなんです。休み時間も休みの日も勉強やゲームで1人で過ごしていましてね、寂しい思いをして、それもストレスなんだと思います。ストレスが溜まってきたからソワソワして、気分も落ち着かないんだと思います。こういうのを二次障害っていうんでしょうか?

　第1章では、患児の精神医学的な評価のための方法として、精神現在症について詳しく説明した。本章では、精神疾患診断の鑑別順序を取り上げる。

　(児童)精神科医は、初診の時期に診断を考える。いうまでもなく診断は、集められた情報から既存の精神医学の診断大系に照らし合わせて病名を考える作業である。ただし、つきつめれば、診断はあくまでも仮説である。子どもの苦悩を児童精神科や子どもの心の臨床の立場からはどのように見るのかという考え方を示すものである。診断の目的は、診断名という専門用語を数学の証明問

題の補助線のように使って、苦悩を解決する手がかりにすることにほかならない。むやみに補助線を引いてみても、解決の糸口にはならず、かえって新たな混乱を招くことになる。また、診断は苦悩を抱えた人を規格化された病名（品詞は名詞なので、動詞や形容詞と違い、思考を固定する作用が働きやすい）に当てはめることであるから、必然的に大雑把な物言いになることは間違いない。だから、「お子さんは○○という病気です」「お子さんの診断は○○です」という説明の仕方は決めつけのように相手には響く。むしろ、「今日の診察の段階では、私はお子さんの診断は○○が最も考えられます」あるいは、「お子さんの診断について、本日の診察の段階では、今の精神医学でいう○○が最も考えられます」という、仮説であることを明確にした表現のほうが丁寧である。

　さらに、診断では児童精神科医としての見解や説明も一緒に伝えることになる。そのような診断を考えた理由、そのように診断される状態に至った背景要因（これは、さらに仮説の色合いが強くなるので、より控えめに。人の脳は因果関係で考えがちな特徴があるので、原因—結果という単純な図式を描きやすく、原因を取り除けば結果も変わるとの構図に引きずられてしまう。たいていそのような単純な見方では不十分なことが多い。"原因"ではなく"要因"と呼ぶべきだろう）、何もしない場合の今後の見通しについての"(診察した)私が考えた"予測、そして、今できること、あるいはやるべきこと、についてである。こうなると、診断名は、説明の文章の中で浮き立つものではなく、見解を述べる文章の中に無理なくおさまるものになるはずである。そうならない診断、浮き立った診断名は最初から怪しいと心得るべきだ。

　また、診断は多くの事例を集め一定の共通要素を抽出して成立した概念（のはず）だから、個別性がほぼ排除されている。ところが、目の前にいるのは個々人の患児（患者）である。だから個別要素にも説明で触れることになる。これが患児の全体的な臨床像、つまり"ケースフォーミュレイション"である。ここまで手厚く考えをまとめて、はじめて診断が臨床的に意味あるものになるであろう。

　診断は仮説であると述べた。仮説なので、その仮説を立てた理由を明らかにしなければならない。したがって、表現は「○○ということから、○○が最も考えられます」というフレーズになる。この「から」という格助詞を大切にし

なければならない。治療を進めることは、同時に仮説が正しいかどうかを検証することになる。仮説が誤っていたら、より適切な仮説を立て直すことになるし、そう考え直すに至った事情を言葉で説明できなければならない。診断の変更である。臨床とはそのような営みである。

中には、最初から自身が考えた診断名を持ち込む保護者もいる。それはそれで、そう考えるに至った経緯を一通り聞くことになる。持ち込んできた診断名を最初から受け付けない態度では、やりとりは上手く進まない。一方で、特殊な場合、「診断は聞きたくない」と希望される場合もある。その場合は、馴染みのない診断名はあえて告げず、日常用語を駆使することになるだろう。

なお、子どもの心理臨床では、「私は医者ではないので診断は言えません」と断ることが多い。もっともなことである。しかし、診断名は使わなくても、診断名を聞きたくない保護者に医師が伝える程度の内容は説明できるようでありたい。心理臨床にも精神医学への歩み寄りを求めたいのである。むろん、逆も言える。精神医学もいくらか心理臨床に歩み寄るほうが、より柔軟で有効な介入・治療が展開できるであろう。

以上が診断についての前提（3.9でも詳しく述べる）である。以上を踏まえたうえで、本節では、精神疾患診断の伝統的な鑑別順序のゴールドスタンダードを説明する。この伝統はこれまでも、そして今後も揺るぎない順序であろう。

まず、鑑別のために、種々の精神疾患を、外因性精神障害、内因性精神障害、そして、心因性精神障害に分類する。外因性精神障害は、さらに器質性精神障害、症状性精神障害、薬剤による精神障害に分けられる。鑑別の順序は、外因性精神障害 → 内因性精神障害 → 心因性精神障害と進む。

外因性精神障害のうち、器質性精神障害は、脳の疾患による精神障害である。症状性精神障害は、脳以外の身体疾患による精神障害である。そして、精神作用物質による精神障害は、文字通り、精神症状を引き起こす物質（薬物や医療用薬品など）による精神障害である。これらは精神障害というより精神症状といったほうが正しいかもしれない。

内因性精神障害には、統合失調症や気分障害や、これらの近接疾患が含まれる。

心因性精神障害は、環境や性格要因による精神障害で、不安障害・ストレス関連障害・解離性［転換性］障害・強迫性障害・身体表現性障害などが含まれる。

　もちろん、通常の児童精神科臨床の場面では、外因性精神障害を診ることはそう多くない。しかし、問題は確率論にあるのではない。そうではなくて、見逃すべきではない疾患に合わせて、鑑別の順序がこのようになっているということである。診断が違えば、当然、対応や治療も違う。行うべき検査や治療手段、使用を検討すべき治療薬がおのずと違ってくる。

　ここで、「うつ」を例にあげて考えてみる。ある子どもが「うつ」を訴えて相談にきたら、精神疾患診断の伝統的な鑑別順序が念頭にあれば表2-01の例に示した通り、多くの鑑別診断がタペストリーのように広がる。そもそも本当に「うつ」なのかも考えねばならない。実は意識障害のためにぼんやりしているのか、何らかの知覚や思考の異常症状のために苦悩しているのか、やはり抑うつ気分なのか、実は不安あるいは何かに対する恐怖なのか、意欲の減退なのか、離人症状の独特な違和感を「うつ」と表現しているのかといったことについて、一連の精神現在症評価が必要になる。

　考えられる鑑別をあげればきりがないが、このような鑑別を念頭に置きつつ、主訴・家族歴・既往歴や使用中の薬の有無、生活歴と発達歴、現病歴、精神現在症の評価、そして医学検査を進めることになる。

　表2-01にあげた鑑別の例で言えば、甲状腺機能異常が疑われたら、児童精神科の範疇であれば甲状腺機能を一般的な血液検査の中で確認することになるし、甲状腺機能異常をきたす疾患のさらに詳しい診察が必要になれば、内分泌に詳しい小児科や内科に紹介することになる。この場合、うつ病の薬が治療に役立たないことは言うまでもない。また、内服中の薬の副作用が疑われたのであれば（この場合、症状が服薬を始めた後から生じていることを確認することが必要）、薬の使い方や処方の見直しを検討することになる。適応障害や神経衰弱であれば、うつ病の薬を試すことがないわけではないが、家庭や学校環境の見直しや、望ましい形での自己効力感を高める働きかけや、休養や気分転換をまずは考えることになる。

I 知識編
第2章 鑑別診断

表2-01 | 伝統的な鑑別順序に基づく「うつ」の鑑別例

甲状腺機能低下症・全身性エリテマトーデスなどによる「うつ症状」（症状性精神障害）

ステロイド等の副作用（薬剤による精神症状）
※ICDでは、F1でなくF06 脳損傷、脳機能不全および身体疾患による他の精神障害

統合失調症後の抑うつ（内因性精神障害）

うつ病（内因性精神障害）

双極性障害のうつ病相（内因性精神障害）

心的外傷後ストレス障害の認知と気分の陰性の変化（心因性精神障害）

適応障害（心因性精神障害）

環境要因による抑うつ（心因性精神障害）

低すぎる自己効力感による抑うつ（心因性精神障害）など

鑑別　　神経衰弱（「うつ」ではなく、「過労」）

　　　　小児期の閉塞性睡眠時無呼吸症候群（「うつ」ではなく、熟眠不足による倦怠感）

　ただし、鑑別を考えると言っても、鑑別疾患を数限りなく並べて、どれに当てはまるかを考えて悩むのとはわけが違う。問診のやりとりを進める中で情報が集まるにつれて、おのずと鑑別すべきいくつかの診断名が浮かび上がってくるというものである（もっとも、その過程で何か違和感が生じたら、ヒューリスティックとバイアス《column 10を参照》のことを思い起こす必要がある）。

　患児の保護者は、一般に心因から物事を理解・説明しようとする。医学的な知識が必要な外因についてたいてい馴染みがないのだから、もっともなことである。内因もあまり思いつかないかもしれない（もっとも、こと「うつ」に関しては、最近とみに言葉が大衆化しているので、診察室に持ち込まれやすい傾向にある。「発達障害」も同様）。児童精神科医や子どもの心を診る小児科医であれば、患児のことを心配して考えたそのような意見をひとまずは受け止めるとしても、外因→内因

→心因の鑑別順序を遵守して正しい鑑別を進めていただきたい。たとえば、冒頭にあげた例であれば、この鑑別順序が念頭にあるなら、専門家である我々は、外因に該当する内服薬の影響をまずは疑う手順になる。内服薬の副作用としてのアカシジア（静座不能）の可能性から検討することになろう。

　この鑑別順序については、スクールカウンセラーにも知っておいていただきたい。心の臨床を扱う以上、「精神医学の範囲だから、知りません」ではすまされない。

2.2 ICD-10・DSM-5と鑑別診断

　現在、精神疾患の世界的な診断体系には、周知のように、世界保健機関（WHO）によるICD-10（international classification of diseases 国際疾病分類）[01]と米国精神医学会によるDSM-5（diagnostic and statistical manual of mental disorders 精神疾患の診断・統計マニュアル）[02]がある。本節では、このふたつの診断体系と、第1節で説明した精神疾患診断の伝統的な鑑別順序の関係を考えてみたい。

2.2.1 ICD-10を利用した鑑別診断

　外因性精神障害 → 内因性精神障害 → 心因性精神障害の順序は鑑別のゴールドスタンダードであるが、これには決定的な欠落がある。それは、知的障害・学習障害・広汎性発達障害（自閉スペクトラム症、ただし、厳密には同一ではない）、活動性および注意の障害（注意欠如・多動症、ただし、これも厳密には同一ではない）などのいわゆる発達障害の領域が含まれていない点である。児童精神科臨床において、発達障害は重要であるし、いまや、大人の精神科臨床でも自閉スペクトラム症や注意欠如・多動症の臨床実践が課題になっている。したがって、何らかの形で、これらも鑑別順序の中におさめる必要がある。さらに、摂食や睡眠など生理的現象に関連した精神疾患も補う必要がある。

　ここでは、ICD-10のFコードを利用した鑑別を提案したい。以下に、F0〜F9を並べ、可能なものには、鑑別のための伝統的な精神疾患の分類を付し、い

くらか補足を加えた。

ICD-10 Fコード：精神および行動の障害

F0 症状性を含む器質性精神障害

これは、鑑別のための伝統的な精神疾患の分類の、外因性精神障害に相当する。ただし、器質性精神障害の考え方を踏まえるなら、児童精神科臨床であれば、F0には含まれていない脳腫瘍（D43）、急性散在性脳脊髄炎（G04）、てんかん（G40）などを念頭に置く必要がある。そして、症状性精神障害の考え方を踏まえるなら、後天性甲状腺機能低下症（E03）、バセドウ病（E05）、中枢神経ループス（M32）なども考えておく必要がある。F0領域には、Fコード以外の精神症状をきたしうる身体疾患を補足することになる。

F1 精神作用物質使用による精神および行動の障害

これは、外因性精神障害の精神作用物質による精神障害と同じ。ただし、ICD-10のFコードでは、プロプラノロール、L-ドーパ、メチルドーパ、ステロイド、降圧薬、抗マラリア薬などの非向精神薬による精神症状の診断は「F06 脳損傷、脳機能不全および身体疾患による他の精神障害」に分類されるので、注意が必要である。

F2 統合失調症、統合失調症型障害および妄想性障害

これは、内因性精神障害のひとつ。

F3 気分［感情］障害

これも、内因性精神障害のひとつ。

F4 神経症性障害、ストレス関連障害および身体表現性障害

これは、心因性精神障害に相当。

F5 生理的障害および身体的要因に関連した行動症候群

　児童精神科臨床の領域では、神経性無食欲症(F50.0)、神経性過食［大食］症(F50.2)などの摂食障害(F50)、および、睡眠時遊行症［夢遊病］(F51.3)、睡眠時驚愕症［夜驚症］(F51.4)が重要である。さらに、睡眠相後退症候群(G47.2)、ナルコレプシー(G47.4)、小児期の睡眠時無呼吸症候群(G47.3)、レストレスレッグス症候群(G25.8)で、睡眠に関連する疾患を補う必要がある。

F6 成人のパーソナリティおよび行動の障害

　F6は最初から"成人の"と明記されているため、児童精神科領域であてはまるものは少ないが、習慣および衝動の障害(F63)の中の、抜毛癖(F63.3)、性同一性障害(F64)の中の小児〈児童〉期の性同一性障害(F64.2)が重要である。

F7 精神遅滞［知的障害］

F8 心理的発達の障害

　ここに、日本で言う学習障害や、広汎性発達障害(自閉スペクトラム症)が含まれる。

F9 小児期および青年期に通常発症する行動および情緒の障害

　ここに、注意欠如・多動症が含まれる。

　鑑別のための伝統的な精神疾患の分類と比べると、項目数が、外因・内因・心因の3つからF0〜F9の10に増えてしまうが、頭の中ではF0〜F9順序でスキャンして考えるようにすると、さらに鑑別診断の抜け落ちが減るのではないだろうか。たとえば、滅多にないにせよ、F32の「うつ病エピソード」に思えたとしても、F5のことが頭にあれば、睡眠についての問診の際に、睡眠時の無呼吸がないか問えるというわけである。この、「問える」ということが大事である。ただし、児童精神科を受診したからといって必ずFコードの疾患を抱えているとは限らない。さらに言えば、たとえ疾患を抱えていたとしても、医療の対象

外、あるいは医療以外の対応のほうが来院者にとってメリットが大きいことが
あることも忘れないでおきたい。

2.2.2 DSM-5での鑑別

まずは、DSM-5の項目を並べてみる。

1　神経発達症群／神経発達障害群

2　統合失調症スペクトラム障害および他の精神病性障害群

3　双極性障害および関連障害群

4　抑うつ障害群

5　不安症群／不安障害群

6　強迫症および関連症群／強迫性障害および関連障害群

7　心的外傷およびストレス因関連障害群

8　解離症群／解離性障害群

9　身体症状症および関連症群

10　食行動障害および摂食障害群

11　排泄症群

12　睡眠—覚醒障害群

13　性機能不全群

14　性別違和

15　秩序破壊的・衝動制御・素行症群

16　物質関連障害および嗜癖性障害群

17　神経認知障害群

18　パーソナリティ障害群

19　パラフィリア障害群

20　他の精神疾患群

21　医薬品誘発性運動症群および他の医薬品有害作用

22　臨床的関与の対象となることのある他の状態

こうして眺めてみると、DSM-5の項目の並びでは、外因・内因・心因の順序が見えにくくなっているのがわかる。また、22の項目数は多すぎて、順序だてて考えることは簡単ではないであろう。

　DSM-5では、精神疾患診断の伝統的な鑑別順序はどこに行ってしまったのであろうか。実は、各疾患カテゴリーの診断基準の中に位置づけられているのである。たとえば、うつ病／大うつ病性障害であれば、後ろのほうの項目、"C. そのエピソードは物質の生理学的作用、または他の医学的疾患によるものではない"が、外因性精神障害の除外に、"D. 抑うつエピソードは、統合失調感情障害、統合失調症、統合失調症様障害、妄想性障害、または他の特定および特定不能の統合失調症スペクトラム障害および他の精神病性障害群によってはうまく説明されない"が、他の内因性精神障害の除外に、そして、"E. 躁病エピソード、または軽躁病エピソードが存在したことがない"が、他の気分障害の除外に言及されている。特にC項目の記述が幅広くあっさりしていたとしても、実際の診療では慎重に考える必要がある。DSM-5を臨床的に使いたい者が鑑別を考える場合は、各疾患カテゴリーの診断基準の後の項目を必ず読ねばならない。むしろ、後ろのほうの項目を読んで診断の前提をよく把握してから、A、Bなどの項目を読むのが正しい順序といえるであろう。繰り返しになるが、先にあげたC項目の文章は短いが、中身が圧倒的に濃いことを忘れないでおきたい。

○ column 10

臨床におけるヒューリスティックとバイアス

　情報処理のアプローチには、正しい答えに行き着くまでに可能なすべての検索を行うアルゴリズムalgorithmの方略と、経験則を使って可能性の高い答えを少ない労力で探すヒューリスティックheuristicな方略があるという[*03]。後者のほうが、効率が良さそうである。ところが、ヒューリスティックと単独で言挙げすることはまずない。誤りやバイアス(判断などの偏り)が避けられないので、"ヒューリスティックとバイアスのアプローチheuristics and biases approach"と呼ばれるそうであ

Ⅰ 知識編
第2章 鑑別診断

る。さらに、認知心理学や社会心理学では"認知バイアス"の呼び名で、人が逃れがたい様々なバイアスが明らかになっている。確証バイアスがそのひとつである。これは、ある仮説を検証する際に、仮説を支持する情報だけを集めがちになり、解釈や想起も同様に偏ることをいう。認知バイアスは他にもあり、あげればきりがない。

　臨床でも、ときに認知バイアスが影響するのは仕方がないかもしれない。いくらか経験が重なると、ヒューリスティックとバイアスのアプローチの情報処理が働くようになり、効率はいいけれども、下手をすると何らかの偏った先入観にとらわれているだけになりがちだ。もちろん、臨床では何らかの仮説を立てるべきだし、臨床の進展を通じてその仮説が正しいかどうかを検証していくことが欠かせない。もう少し身近な言葉に直せば、最初の見立てが正しいのか、その後の手立てを進めていく中で、改めて見直していくということである。先入観とは、限られた最初の知識に基づく固定観念または意見であって、自由な思考を邪魔する。ヒューリスティックとバイアスのアプローチが裏目に出た局面である。不要な先入観は克服されなければならない[*04]。

　では、どう打開するか。それは、基本に戻ることになるだろう。

　第1章、第2章では、（児童）精神医学の基本を示した。すべての患児をその内容に沿っていちいちアルゴリズムの方略で問診や検査をしていたら非効率的である。患児やその保護者にとっても大変な負担になる。しかし、ヒューリスティックな方略ばかりで臨床判断をしていたら、いつかはバイアスの落とし穴にはまることになるだろう。

　臨床実践の理想とは、おそらく、基本的な考え方を通奏低音のようにいつも背景におきながら、メロディーとその周辺の和声の部分ではヒューリスティックな方略による経験を活かした仮説で治療を進展させ、途中で不協和音が生じたら仮説を再検討して協和音に進め直していくとの、強くてしかも柔らかいものになるのかもしれない。そこでは、アルゴリズムの方略と、ヒューリスティックとバイアスのアプローチが上手く融合している。

対話する脳

熊さん(以下、熊)：よし、この小学生の多動や不注意は、AD/HDと考えて間違いなさそうだ。DSMのAD/HD診断基準の不注意の項目9つのうち7つ、多動性および衝動性の項目の8つを満たすし。クラス担任がそれなりの工夫をしているのに落ち着いて授業に参加できないし、家で宿題に集中できないっていうから薬を使って治療していいじゃないか。

八っつぁん(以下、八)：おいおい、そんなに単純に考えていいのかい？ 脳の病気とか体の病気とかが原因ってことはないのかい？

熊：頭部MRIも脳波検査も異常ない。血液検査で甲状腺機能亢進症もないし、幼児期からずっと多動だっていうから、AD/HDでしょ。

八：学校環境や家庭環境はどうなんだい？ 学級は荒れてないのかい？ 子どもの家は？ 躾をものすごく怠っている親とか、子どもが虐待されちゃってるとかはないのかい？

熊：診察で会った印象では、そんな学校でも、ましてそんな親ってことはなさそうだけど……。

八：じゃ、子どもの知的な能力と教育環境の不適合ってことはないのかい？教室で全然わからない授業を聞かされたんじゃ、子どもだって退屈して楽しいことを探してまわるんじゃないかい？ それを多動って言われているだけなんじゃないのかい？

熊：いや。このあいだ心理検査をやったら標準範囲の知能だったし。DSMの「発達水準に不相応」っていうのにもあてはまっている。

八：担任の学級運営が下手ってことはないのかい？

熊：それは……。クラスの中では、この子が際立って落ち着きがないっていう話だし。

八：話ねぇ。自分で見たわけじゃないんだろ、よ、熊さんよ。

熊：……それは、親の話とか担任の手紙を信用するしかない。診察室でも落ち着きがなかった。

八： じゃあ、薬を出すって寸法かい？

熊： 認可されている薬があるから、保護者と子どもに説明して同意をもらったら処方する。

八： そいつは、インフォームド・コンセントとかアセントとかいうやつかい？ 立派なもんだ。でも、薬なんてしょせん、人工化学物質だぜ？

熊： 今のガイドラインがそうなっているから処方する。メタ解析した論文によれば、エフェクトサイズが一番大きい薬は……。

八： ちょっと待った。それって、今っつう話だろ？ 10年、20年経って今を振り返って、その治療がこの子のためになってたって言える保証はあるのかい？

熊： それは……。DSMの診断基準に照らして、EBMに則って考えれば……。

八： ちょっと待った。DSMもEBMも何年かすると変わっていくんだろ？ ほんと大丈夫なのかい？

熊： そんなこと言ってたら医者として何もできないだろ！ この時代に働いている児童精神科医として、今できることをやるだけだよ。

八： おいおい、開き直りかい？ 何だか頼りねえなぁ。だいたいね、やたら元気であちこちよく気が散ってはじけてる子どもを病人扱いしちゃっていいのかい？

熊： ……。今の学校制度だと、そういう子は問題視されちゃうから。今度外来で会ったら、副作用とか効果とか、ちゃんと確かめるから。

八： そんなの当然だろ！ 他に確かめることはないのかい？

熊： ……考えておく。

(註：対話の舞台は一人の児童精神科医の脳の中)

「一番大事なのは、謎を自分の心に銘記して、常になぜだろう、どうしてだろうと思い続ける。思い続けて謎を明確化、意識化することです。そのためには、自分のなかに他者を作って、そのもう一人の自分に謎を突きつけて行く必要があります」[*05]

文献

*01 World Health Organization: *The ICD-10 Classification of Mental and Behavioural Disorders*: Clinical descriptions and diagnostic guidelines, 1992.（融道男、中根允文、小見山実他監訳『ICD-10 精神および行動の障害 ― 臨床記述と診断ガイドライン 新訂版』医学書院、2005 年）

*02 American Psychiatric Association: *DSM-5 Diagnostic and Statistical Manual of Mental Disorders 5th ed.* American Psychiatric Publishing, 2013.（高橋三郎、大野裕監訳『DSM-5 精神疾患の診断・統計マニュアル』医学書院、2014 年）

*03 Nick Lund: *Language and Thought*. Routledge, 2014（Kindle）.（若林茂則、細井友規子訳『言語と思考』新曜社、2006 年）

*04 井上勝夫「自閉スペクトラム症診断における先入観の克服」『精神神経学雑誌』印刷中

*05 丸谷才一「考えるコツ」『思考のレッスン』185-233 頁、文藝春秋、1999 年

Ⅱ　実践編

第3章
初回面接

Introduction 面接と本章のねらいとの関係

── 1時間枠のひきこもり相談の初回面接、母親のみ来所。

［事前のアンケート記入用紙］

主訴：高校を中退した長男がひきこもって困っています（母）。

　　　　　　　→主訴からいかに問題の本質を汲み取るかが、玄人の仕事［3.2 主訴の考え方］

カウンセラー（以下C）：息子さんがひきこもっていらっしゃって、ご心配して
　おられるんですね？

母親（以下M）：はい。高校1年から学校に行かなくなりまして、結局中退にな
　って、あとはずっとひきこもっています。もう1年近くなります。学校
　が合わなかったとか言って。

C：そうですか。それはご心配ですね。息子さんの様子をもっと詳しく知り
　たいので、たとえば昨日一日のご様子をお分かりになる範囲で教えてい
　ただけますか？

M：何もしてません。ひきこもっています。

C：時間ごとに、たとえば何時に起きて、何時頃に食事をとってといったよ
　うに。

　　　　　　　→近況を確かめた方が、助言をしやすくなる［3.7 近況の把握］

M：ああ、そうですね……。昨日はたしか10時頃に起き出してきたみたい。
　自分の部屋から出てシャワーを浴びていましたね。それから台所に来て、
　何も話さず黙って自分で食事を作って食べてました。

C：あ、ご自分で食事を作るんですね。何を作るんですか？

M：昨日は炒飯を作ってました。夕食は私が作ったものを黙って食べますけ
　ど。

C：他の日は別の料理を作るんですか？

M： お肉と野菜を炒めていることもあります。自分の分だけ作るんですよ。

C： そうなんですか。午後の時間帯は何かしておられますか?

M： 何もしてません。ひきこもっています。

C： ご自分の部屋にいるんですか?

M： ええ。部屋にあるパソコンでインターネットを見ているみたいですけど、よく分かりません。部屋には入れてもらえませんので。でも、乱雑にはなっていないみたいです。中学生の時の友達とメールもしているみたいです。

C： 夜寝るのは何時頃ですか?

M： わかりません。私と主人の方が先に寝ますので。

C： 行動範囲はどうなっていますか?

M： たまに近くのコンビニに買い物に行っているみたいです。雑誌か漫画を立ち読みしてくるみたいです。でも全然話をしてくれなくて……。

C： ご主人にも息子さんは話をしないのですか?

M： はい。もうずっと話をしていません。

C： そうなりますと、息子さんが何を考えているか気になりますね?

M： そうなんです。

C： そうしますと、お母様としては、今の息子さんにどう接していいのか、どう話しかけていいのか、それを知りたいということですね?

M： そう、そうなんです。もともとはよく親子で話し合う方だったので。

C： そうだったんですか。あの、私なりの考えですが、お話ししたいことがあります。

M： 何でしょう。

初回面接において、この主訴であればこの鑑別診断を考える、この家族歴が把握されたら、この精神疾患の可能性を念頭に置く、この診断を検討するには、このように発達歴を聴取するとのノウハウは多くの成書の記述するところである。本書はその重複を意図していない。目指すのは、初回面接をより意味あるものにするための、主訴・家族歴・既往歴・発達歴、そして意見伝達といった項目に関する再検討である。初回面接で見逃しがちな注意点を洗い出しつつ、何を問うべきかを丁寧に見直していく。そうすれば臨床の精度もおのずと上がるだろう。

3.1 面接以前

実は、面接において重要だけれども意識されにくい、いくつかの条件がある。同じ初回面接といっても、(相談者自身ではなく)臨床現場の条件によって事情が異なってくる。つまり、時間・場面・状況、そして相談者と援助者双方の基本姿勢や心構えによって、面接の様相が大きく異なってくるということである。そうした事情に気づかず、教科書に記載されている内容がすぐ実践につながらない、と感じる場合も少なくない。本書では面接以前の前提に注意を向けることで、教科書と臨床現場のギャップをなるべく埋めたい。

参考までに、現在の筆者の面接場面は大学病院での児童精神科医あるいは精神科医としての診察、精神保健福祉センターでのひきこもり・思春期相談、療育機関での医療相談、児童相談所や一時保護所での嘱託医業務、他の大学での学生相談などである。過去には、総合病院精神神経科や単科精神病院での診療、中学校でのスクールカウンセリング、特別支援学校の嘱託医の経験がある。なお、小児科医の経験はないので、その実情をほとんど知らない。

第一に、面接の場がどこであるかによって、相手の期待が変わることがある。もちろん、何か困りごとがあるからこそ面接になるのだが、病院であれば、普通は診断と有効な治療方法について(児童)精神科医としての見解を聞きたいということになるだろう。カウンセリングや相談室であれば、医療的な観点では

なく、より一般的な困りごとを相談し、意見を聞きたいということになりがちだ。具体的にとりあえず何ができるかを聞きたいとか、それ以前に、何をどう考えればいいか、できる範囲で整理したいので話を聞いてもらいたいということもある。意外な落とし穴としては、病院での面接であっても、実はごく一般的な相談をしたいだけだった、ということもありうる。逆に、相談室にもかかわらず、医学的な見解を聞きたいとの期待を持っていたということもある。つまり、面接・診察する者には、場の状況をわきまえつつ、しかし場に合った期待か場違いな期待かにとらわれることなく、相手が自分にどんなことを期待しているのかを汲み取ることが求められるのである。

こういうことを改めて確認しておかなければならないのは、「あなたは私に何を期待しているのですか?」「あなたは私に何を望んでいるのですか?」と実際の面接の場面では質問しにくいからである。このような根本に関わることを問うこと自体が、面接者の無理解や拒否的な姿勢の表明だと誤解して受け止められかねない。こうした表明は、面接相手から自発的になされるのが望ましいが、そう簡単ではない。期待の裏には必ず不安があり、何らかの不純な思惑が入り込むことさえある。さらに、期待のすぐ先には、希望が叶えられたという満足と、まったく叶えられなかったという失望との分岐点が待ち構えているものである。こうした「期待」を巡るあれこれは初回面接で非常に重要となる。あてにできる、信頼できるといった診察(面接)する者への評価にも直結する。

こうした問題の対策には、面接での相手の言葉の中にある、何を求めているかのメッセージを察して気持ちを汲み取る(これには多くの経験が必要)、面接者がイメージの中で面接している状況を第三者の視点から眺めてみる、といった工夫が類書にもあげられている。たしかに、"深み"のある(余裕がある、と言い換えてもよい)面接の場合はそういう手段も可能かもしれない。上手くいくといいが、日常的な診療や心理面接で必ずしも成功するものではない。どう工夫すればいいかについては、本章の3.8で述べる。

なお、すべて相手の期待通りに動くことが臨床ではない。臨床は双方あるいは関わる者すべてが協力して進めるものであり、特定の者が主導権を握るとい

う考えは間違いである。実際の臨床では、治療の主導権争いのような局面が現れ、その解消こそが治療課題の本質になることもある。ただし、それは例外的であり、不必要に主導権を争うような臨床は、成果があがりにくいものである。

　スクールカウンセリングの現場は、もっと複雑である。保護者のみとの面接のこともあれば、学校教師からの相談のみのこともある。児童・生徒のクライエントとの面接結果を知りたいと保護者や教師から求められることもあるだろう。こういうときに、唐突に"セラピストとクライエントの関係性を重視する"との専門的な態度を堅持しようとして、連携がとれなくなる、という事態が実際に起きているときく。望まれない面接は、害にしかならない。ただし、患児（クライエント）との秘密の約束も大事なのは言うまでもない。どのように考えるべきか、4.5の中でも触れる。

　ともあれ、場を念頭におきつつ臨機応変に、面接相手の期待をさりげなく、しかし、しっかり把握するという技術が求められているのである。

　第二に、面接の時間の条件がある。初回面接は、おそらく90分が理想であろう。現在、筆者の初診は実際にそのようにしているが、20分程度しか時間を割けない場合もある。一方で、初回の面接に3時間を費やす医師もいると聞いたことがある。嘱託業務や学生相談などは1時間枠のことが多い。したがって、取り上げる話題と時間配分には工夫が必要になる。診察や面接にどの程度の時間を使えるかは、挨拶の後にガイダンスや接遇の一部として説明するのがよい。筆者は、「今回は〇〇分程度の時間が使えますので、その中で大事なことを話し合いたいと考えています」といった声がけをすることが多い。面接終盤の入り口の頃には、「そろそろ、まとめの時間ですね」と言うこともある。相談ごととは際限のないものでもある。このようなガイドをしておいても、次の相談内容が面接の終わりに飛び出すこともある。そうした場合、緊急性がないと判断できる限り「それも大事なことのようですので、今急いでお聞きするより次回改めてそのお話を聞きたいと思います」と伝えるとよい。逆に、面接者が聞きたい事項が残ってしまった場合は、次回に確認する項目を伝えておく。その旨を診療録や面接記録にも記載しておくべきである。自分のためにも、相手のた

めにも、そして何らかの理由で他の医師やカウンセラーが代わりに診察、面接することになった場合にも役立つ。筆者が初診に20分程度しか時間を割けない病院で働いていた頃は、相談内容の要点をひとまず把握し、まずは緊急性を判断した。検査が必要ならその予約を入れつつ、次回聴き取りたい事項をメモに書いて患児の保護者に渡した。

このように、時間は現実に大きな制約となる。だから、診察や面接の前の問診票や質問紙の利用、あるいは、他の者による予備面接（インテーク面接）が実施されることも多い。ただ、筆者個人としては、予備面接‐本診察の形式は嫌いである。本診察の担当者が偉くて立派な人だとの先入観や誤解を生みかねないし、何度も面談を繰り返すことはとても不自然だ。援助チームでは初心者もベテランも対等に批評し合うべきとの筆者の基本姿勢にもまったく合わない。

ところで、極めて例外的だが、説明しておいた時間をまったく無視する患児の保護者、患者、クライエントもいる。面接者から見ると非協力的に映る。診察・面接時間の終了をはっきり告げなければならないことになる。このような事態そのものの背景に何か重要な事柄があるものだが、すぐには把握できないこともある。つかみどころない問題が面接者に分け与えられた局面だと言えよう。こうなると、面接者自身の回復力が問われることになる。こうした例では、保護者の種々の精神現在症が気にかかる場合もあろう。なお、力動的精神療法の場合は、より厳密な時間や面接頻度の遵守が双方に求められる。

第三に、児童精神科臨床では、患児と保護者と一緒に面接するか、個別に面接するかに注意したい。面接の場面設定の問題である。子どもとだけ面接するところから始めるという立場もある。非常に丁寧な面接に多くの時間を使えるのならそれでもいいかもしれない。教科書的には、最初は患児と保護者と一緒に面接し、次に一定の時間を割いて保護者のみと、その次に、患児のみと面接すべきといえるし、これが理想である。ただ、現実的に考えれば、診察する患児の数が少なくなるため、その手順では大抵の病院で経営に抵触するということは大いにありそうだ。筆者は、基本的には患児と保護者同席で面接することにしている。これがごく自然な設定だろうと考えているからである。それでも、

ときに保護者から、子ども抜きで面接できる時間が欲しいと求められることがある。何かそれなりの事情、あるいは思惑を匂わされる局面である。このような場合、筆者は、同席で話し合える内容を一通り話題にした後、おおよその時間を決めて要望に応じて保護者とだけ面談するようにしている。その場合は、そこで話題になった事柄をどう扱うか、必ず確認する。これは、患児だけとの面接になる場合も同じである。たとえば、「親には内緒にして」との制約を初めに求められることがある。両親の頻繁な夫婦喧嘩が苦痛でたまらない、親と何とか仲良くしたいけど、どうしていいかわからないといった、深刻な内容を打ち明けられるような場合である。一通り話を聞いた後、それを保護者にどんな言葉でどう伝えるか（あるいはまったく伝えないか）を、子ども本人と相談する展開になる。

　あまり頻度は多くないが筆者のほうから患児のみと話をしたいと申し出ることもある。「お母様は心配のあまり、ああいうように言っておられるようだけど、言われているあなたはどう感じる？　人って誰でも、言われたくない言葉があるものだから」との問いかけや、これは極めて例外的であるが、「さんざんお話を聞いて、どうしても言わざるを得ないのだけれど、あなたではなく、あなたのお母様の言うことのほうがずいぶん極端だし、とうてい私には理解できない。あなたが感じる怒りはもっともだと思う。それはそれとして、お母さまの考えはすぐには変えようもないから、ひとまず〇〇といった工夫はしたほうがいいかもしれない」とのやや過激な意見を伝えることもないではない。むろん、こうした発言には、それなりの責任が生じることは言うまでもない。

　教育相談や不登校相談などでは、機械的あるいは慣例として母子並行面接（母の面接者と子どもの面接者がいて、別個に面接する）を行なっている機関や、「プレイセラピー」の呼び名、あるいは「まずは、セラピストとの関係作りをする」との名目で、ともかく子どもと遊ぶことを習慣にしている機関もあると聞く。そのようにしたほうが良い事例もあるのは確かだが、全ケースについて惰性のように同じ形式で面接するのは非常に疑問である。面接の構造のありかたは、事例ごとに毎回考えるようにしたいものである。

　これは、ある保護者の集まりにファシリテーターとして出席したとき耳にし

た言葉だが、面接を終えて何も得ることがないとき、「"話し損"だった」と保護者は感じたそうだ。そう思わせることは、面接を行う専門職にとって大変深刻な事態である。それにしても、「話し損」とは、お互いの貴重な時間と労力とがまったくの徒労になったのを何とも上手く表した言葉ではないか。

　その他に、医師や心理士個人の健康状態、病院や運営機関の経営のことも無視できない重要な事項であるが、ここでは述べない。

　いわゆるきちんとした面接をしようとすると、聴取すべき項目は少なくない。つまり、診察（面接）する側にはあらかじめ問いたい内容がある程度事前に準備されているということである。一方、診察（面接）に訪れた側には、話したい、相談したいことが山積しているものである。ときには、その内容が多すぎてどこから話していいかわからないという場合もある。そこで、基本的に診察（面接）の最初の数分間は自由に語っていただいていいように思われる。また、話しぶりを評価したいときは、あえて邪魔しないで語るにまかせ、自発性や、その表現力を観察することもある。

　普通は、最初に触れられた話題に取り組むべき臨床課題がある、あるいは秘められていることが多い。診察（面接）する側の事情はあるにせよ、その自由な語りを聴くのはやはり大事である。これからの節で聴取すべき事項を説明していくが、そもそもこちらから投げかける質問は、話しやすいよう促すためのものであり、内容をより明確なものにする手助けの部分が実は大きいように思われる。自由な語りの中に、聴取すべき項目が自然に浮かんでくるのが理想である。よって、聴取の順序はバラバラでよい。もちろん、意見や見解の伝達は最後になる。これは非常に大事で、聴取すべき内容が貧弱なままで意見を伝えると、だいたい診察（面接）は失敗に終わる。つまり、その意見伝達は拙速ということである。

　現時点で筆者が考えている（児童）精神科、心理臨床での面接を成功させるための項目立てを表3-01に示した。これまでにない、いくらか独自の工夫をしている点に注目されたい。その理由はこれからの節で述べる。なお、ここでの

表3-01｜面接を成功させるための項目立て

主訴とその関連 chief complaint and its related matters
家族構成・および家族歴(精神疾患／身体疾患)family structure & family history(mental/physical illness)
既往歴 past history(past medical history)
生活歴・生育歴(成育歴)・発達歴 life history, developmental history
現病歴 history of present illness
検査歴 examination history
近況 recent condition
要望 demand
意見 opinion

項目立ては資格試験の症例レポートのものとは異なることをあらかじめ確認されたい。

3.2 主訴の考え方

　主訴 chief complaintは、ふつう、受診者や来談者が最も苦痛に感じている症状、あるいは最も相談したい事柄ということになっている。それは、単語、あるいは短文(肯定文や疑問文)にまとめられる。たしかに、身体疾患の医療ではこの構図でひとまず十分なことが多い(もっとも、主訴と治療が最優先されるべき身体疾患にずれがあることには細心の注意が必要だが)。しかし、(児童)精神科臨床、心理臨床では事情が異なっていると考えられる。年間300人近くの新患あるいは初回面接に携わっている筆者の経験から考えれば、その構図が必ずしも成立していると感じられないことがある。では、主訴とは実際はどのようなもので、どう取り扱うべきであろうか。

Ⅱ 実践編
第3章 初回面接

そもそも、主訴は患者やクライエントや患児の保護者による "素人言葉" であることに注目したい。それは、「元気がない」「潔癖症すぎる」「人前で緊張する」「ダイエットで体重が減りすぎている」「昼夜逆転」「学校の勉強に追いつけない」「学校に行けない」といったそこそこ具体的な内容に近い言葉のこともあれば、「情緒不安定」「発達のこと」のような抽象度が高く曖昧すぎて、すぐには把握しにくい言葉の場合もある。さらには、「発達障害ではないか」「学習障害ではないか」「AD/HDではないか」「グレーの自閉スペクトラム症ではないか」など、素人なりの専門用語で主訴が語られることもある。

正直に述べれば、筆者は、このような素人による専門用語、玄人が使うべき言葉の安易な使用を内心いぶかしく不快に感じていたこともあった。面接相手の言葉、しかも主訴を不快に思うとは何とも失礼な態度であろうかと、自分で悩んだ。よく考えてみたら、その不快感は、曖昧な紹介状を読まされたときの、紹介元に対する不快感の延長線上にあることに気づいた。しかし、それもまた、紹介元の実情を知らないがゆえの身勝手な不快感なのだろうと、少し反省した。専門用語がもっと正確に啓発されると良いのではないかと考えた時期もあった。だが、今はこうした考えはいずれも間違いであると思うに至っている。素人にそのような専門的な理解を求めるのは、そもそもおかしな態度である。

ともあれ、主訴は、診察・面接に来た者による自由な発言である。そして、それは、臨床上の問題の中心からずれていても、不正確に使われている専門用語でもかまわない。主訴は、診察・面接に来た者の思いが集約された言葉（単語や短文）である。背後に様々な事情があっての一言なのだから、どんなに "素人くさい" 言葉であっても、いや、そのような素朴な言葉であるからこそ、大事に扱われるべきものである。

さらに、主訴の文章の種類にも注目したい。最も警戒すべきは、「発達障害ではないか」との疑問文の主訴である。「うつ病でないか心配」などといった心配の表明もこれに近い。このような文章の主訴は、「うつ病であるか否か」「発達障害であるかそうでないか」の議論に診察・面接を導きがちである。しかし、その議論は不毛である。そうではなくて、問題の本質は、発達障害やうつ病で

はないかと心配するまでに至った経緯、諸事情の中にある。よって、疑問文で述べられた主訴の場合に問い返すべきは、そのような疑問を抱くに至ったいきさつである。必ずこれを問いなおすべきであるし、そうでないと臨床的な問題の本質を把握できない。最悪なのは、「AD/HDではないか」の主訴と、詳しい事情を聴くことなしの「診断基準に照らし合わせると、AD/HDにあてはまる／あてはまらない」といった紋切り型の、不毛な素人―玄人間の問答である。これは臨床ではない。似た事情は、一般精神科臨床、心理臨床についても言えるだろう。

　加えて、そもそも誰の主訴かということが問題になる。児童精神科臨床では、保護者の主訴と患児の主訴が違っていることはよくある。あるいは、そもそも子どもに主訴はない、なぜ今日診察（面接）に連れてこられたかわからないということもある。もっと言えば、保護者の主体的な判断での来院、来所のこともあるが、誰かに診察を受けるように勧められてのこともある。この場合の主訴は、真に保護者のものではなく、誰かに言わされている主訴ということになる。それはそれで確かめるべき経緯である。だから、「学校の先生に病院で診察を受けるように言われました」とう事情を説明する言葉も立派な主訴だといえる。

　まとめれば、主訴は診察・面接に来た者の自由な発言である。それは、大切に扱われるべき素人言葉である。そして、そのような素人言葉から、いかに問題の本質を汲み取るかが玄人の仕事なのである。

　したがって、項目の立て方を工夫する必要がある。（児童）精神科臨床や心理臨床において、「主訴」との単純な項目立てよりもっと役立つのは、「**主訴とその関連chief complaint and its related matters**」ではないか。これであれば、主訴のすぐ後に、それにまつわる諸事情が自由に語られることになるし、不用意な言葉によって診察・面接が不毛なやりとりに誘導されるリスクがかなり減ると考えられる。

3.3　家族歴について

　家族歴family historyは、教科書的には、患者・患児・クライエントの血縁者

の精神疾患のことを指す。ある種の精神疾患には、一定の割合で遺伝が関与することが知られているためである。しかし、実際の（児童）精神科臨床、心理臨床においては、さらに多様な意味があることを確認したい。

　まずは、血縁者の家族歴は、統合失調症や気分障害といった内因性精神障害の発症の可能性を念頭におくべきかどうかを判断するときに参考すべき情報として扱われる。児童、特に思春期・青年期の頃にはこのような精神疾患の発症の可能性が鑑別に上がることが少なくないため、やはり、遺伝素因hereditary predisposition（遺伝的素因、あるいは遺伝負因ともいわれる）として、精神疾患の家族歴が扱われる。もしそのような報告があった場合は、協力が得られれば、①その精神疾患が何歳ごろに発症したか、②入院歴の有無を含めどのような治療を受けてきた、あるいは受けているか、そして③最近どのような状態にあるか、を確認したいものである。

　治療薬の処方にあたっても、血縁者の身体疾患や精神疾患の確認が重要となる。いくつかの非定型抗精神病薬では、糖尿病の家族歴は糖尿病の危険因子として扱われ、慎重投与として使用上の注意にあげられている。また、注意欠如・多動症あるいはナルコレプシーの治療薬であるメチルフェニデートは、トゥレットTourette症候群（トゥレット症、またはトゥレット障害）の家族歴のある患者には禁忌とされている。

　もっと現実的に、児童精神科臨床では、子どもが日々過ごしている現在の家庭の状況を把握するためにも、保護者の心身の健康状態を確認すべきである。特に働く母親の場合、祖父母の健康状態も把握しておいたほうがよい。養育の状況、そしてソーシャルサポートの観点である。あるいは、子どもを中心に置いたエコロジーの観点からの家族歴の聴取だとも言える。以前から身近な家族に何らかの疾患が生じている場合は、それは患児が何歳頃からで、家族も含めてどのような影響が生じたかも確認したい。このあたりは、面接者が積極的に問わないとなかなか語られないものである。

　そもそも、患児、患者、クライエントの家族のことは、血縁でなく同居者であっても、実は何らかの疾患の有無にかかわらず、ごく当たり前に聴取すべき内

容である。したがって、家族歴との項目立てもややぎこちない。おそらく身体疾患を扱う医学の言葉がそのまま援用されてきたのかもしれない。(児童)精神科臨床や心理臨床における、より実用的な項目立ては、**家族構成・および家族歴**(精神疾患／身体疾患)family structure & family history(mental/physical illness)になるのではないか。

　さらに、患児とその養育者の関係に臨床的な課題がある場合、注意を払いたい点がふたつある。ひとつは、患児が乳幼児であった頃の育児での養育者の心境、さらに、妊娠がわかったとき、出産したときの母親の現実的な生活状況や内面の心理状態がどうであったか、もっと遡って、どのような出会いで結婚に至ったかとの、成立時期初めの頃からの家族の歴史である。ふたつめには、育児のときに働くとされている、養育者の内的ワーキングモデル internal working model(ボウルビィBowlby J)の特徴である。養育者自身がどのような養育環境で育ったか、そして、そこを基盤にして対人関係がどのようなものであったかである。もしかしたら、その内的ワーキングモデルが、今回の結婚にも育児にも作用しているかもしれないという仮説が成り立つ。こうなると、養育者の家族のことも把握する必要が生じる。ただし、ここでは、臨床的な問題の原因すべてを、家族の歴史、養育者の被養育歴に帰するとの狭い考えの立場はとらない。霊長類の進化の先端にあるとされるヒトには、すぐ因果論で考える癖がある。原因―結果の構図である。しかし、そのような単純な現実は滅多にない。素人が「原因」を口にするのはかまわないが、玄人は、原因ではなく「要因」あるいは、「背景」という言葉を用いたいものである。ともあれ、これら、家族の歴史、養育者の養育歴は、必要があれば治療の進展の中で、無理なく自ずと話題になることが多い。あとで問うと不自然なので、これらの情報については初回面接のうちに早めに簡単に触れておくとよい。初回面接で触れておくと、囲碁の布石のように、その後の治療に活きてくる。初回面接で聴取しそこねて、治療経過の中でどうしても気になってきた場合、筆者は、「いまさらきくのも変ですが、実は以前から気になっていました」との前置きをして、改めて問いなおすようにしている。

　このように、(児童)精神科臨床・心理臨床でいう「家族歴」の意味は実に多様

である。

　ただし、主訴の相談の本筋から大きく離れるこうした話題を初回面接で根掘り葉掘り問うのは、かなりの違和感をともなうであろう。したがって、筆者は保護者に以下のような前置きをしている。「ご相談内容と話がそれてしまいますが、お子さんのことをよく知りたいのでご家族のことも色々教えてください。でも、あまりにプライバシーに触れすぎてお話ししたくないことは、内緒にしたいとご返事いただいてかまいません」。このように断ってみても、「それは内緒にしたいです」という返事は実際には滅多にない。

3.4　既往歴の確認

　既往歴past history（past medical history）は、主訴と関係なく、これまでに罹患したことのある疾患をいう。記載例としては、

　2歳、熱性けいれん（合計2回）。「てんかん」とは言われていない。
　3歳より、卵アレルギー。
　4歳より、気管支喘息。現在、喘息発作の予防薬を内服中。

といった形式になる。つまり、過去に生じて治療を終了した疾患もあれば、現在も治療を継続しているものや、食物アレルギーのように現在も注意が必要で症状が生じた場合に何らかの治療や処置を行うものも含まれる。

　ここでは、既往歴に関するいくつかの指摘事項に触れたい。

　ひとつには、既往歴が向精神薬の処方の可否を制限することである。いくつかの非定型抗精神病薬で、糖尿病の既往は処方禁忌である。また、トゥレットTourette症候群（トゥレット症、トゥレット障害）の既往は、メチルフェニデート徐放剤の処方禁忌である。もちろん、ある種の薬剤の過敏症の既往にその薬を処方することも禁忌である。

　ふたつめとして、現在治療継続中で何らかの薬剤を服用している場合、新た

に薬を処方するときは、併用禁忌、および併用注意への留意が必要なことである。新たに薬を処方する場合は、添付文書を確認すべきである。特に気を付けるべきは、食物アレルギーなどによるアナフィラキシーに対する緊急補助治療に使用される医薬品のアドレナリン注射薬を常備している場合である。小児期の自閉スペクトラム症に伴う易刺激性に適応のあるリスペリドンやアリピプラゾールが患児に処方される可能性があるが、これらを内服中にアドレナリンが投与されると、血圧をかえって下げてしまうことが知られている。多くの強力精神安定剤にはα-受容体遮断作用がある。これにアドレナリン作動性α、β-受容体の刺激剤であるアドレナリンを投与すると、β-受容体刺激作用が優位となって血圧降下作用が増強される。そして、血圧を上昇させるためのアドレナリンが、かえって血圧を下げる結果になる（アドレナリン反転adrenaline reversal）。したがって、食物アレルギーがある場合には、アナフィラキシーショックの既往があるか、また、アドレナリン投与のための注射薬を使用する可能性があるかを確かめる必要がある。

　3つめには、既往歴の報告に何らかの矛盾がある場合である。既往歴を聴取していて最も難しいと感じる状況である。保護者による既往歴の病名や使用薬剤の名称が曖昧なときもある。こうなると、当時の病状がどのようなものであったか内容をよく聞き直すことになる。逆もあり得る。「熱性けいれん」と報告されても、よく聞き直すと、実は無熱時のけいれんであったり、重積発作（発作がある程度の長さ以上に続くか、短い発作でも反復し、その間の意識の回復がない状態）のために、すぐには理解できないほど入院治療期間が長かったり、といった報告があると、病名そのものが正しいか再検討したくなる。しかし、かなり以前のことが多いので、正確な情報の入手には制約が多い。

　このように、既往歴はごく簡潔に聴取してすむ場合もあれば、より詳しく質問すべき場合もあることを知っておきたい。

　さらに、既往歴に併せて、**常用薬物**、ときには**物質使用**の項目を立てることが有用なことがある。前者は、サプリメントを含めた現在使用中の薬剤の確認で、すでに使用中の薬物による副作用としての精神症状の鑑別や、これから服

用する可能性のある処方薬との相互作用への留意に役立つ。後者は、タバコや
飲酒、シンナーや麻薬などの精神作用物質の確認である。思春期・青年期の素
行上の課題がある事例では無視できない。

3.5 生活歴・生育歴・発達歴について

　生活歴life historyは、精神科臨床以外では、職歴、あるいは、飲酒・喫煙・運
動習慣といった生活習慣のことを指す。一方、精神科臨床では、出生地、兄弟
構成と患者本人の兄弟内での位置、学歴、職歴といった一通りの生活の歴史が
含まれる。児童精神科臨床では、里帰り出産や転居・転校など、生活の場の履
歴も指すと筆者は理解している。

　児童精神科臨床では、**生育歴**(成育歴)**life history**が生活歴からより独立して
聴取されることが多いだろう。年齢ごとの主な養育者が誰であったか、養育の
協力者がいたかどうか、患児が乳児・幼児だった頃はどんな特徴があり、保護
者はそのような子どもの育児についてどう感じていたかも問うことになる。子
どもは可愛いものだし、育児はそれなりの手応えを伴い充実感もあるものだが、
現実には楽しいばかりではなく、複雑で様々な感情を引き起こす。複雑だから
こそ、やりがいを覚えるとも言える。何らかの事情で育児に困難があったなら、
その内容をよく把握しておくとよい。現在の相談ごとまで一貫して続いている
何かが見出されることがある。

　発達歴(developmental historyとの英訳が可能かもしれない)は、子どもと養育者の
関係や養育環境よりも、患児そのものの発達的特徴に注目した成長の軌跡のこ
とをいう。出生週数、体重(身長や頭囲を含むこともある。妊娠中の合併症や、**子宮内胎**
児発育遅延 intrauterine growth retardation《IUGR》を確認することもあるが、正式には発達歴
には含まれない)、定頸、ねがえり、ハイハイ(四つ這い)、つかまり立ち、そして、**一**
人歩き free walking/unaided walkingの時期が運動に関係する事項である。
認知や知能、社会性に関する事項としては、定頸の頃のあやし笑いやアイコン
タクト、7〜9か月(筆者は1歳前の頃と質問することが多い)の頃の**人見知り stranger**

anxietyの有無(愛着関係にある人物とそうでない人物の弁別。人見知りが目立たなかった場合、筆者は、誰にでも愛想がよかったか、誰にもそっけなかったかも問うようにしている)、初語(二、三語、意味のある言葉を話す)、**二語文 two-word sentence**(主語と述語から構成された合計二語の文章を話す)がある。幼少の患児の場合、言葉の理解力として、名前を呼んで反応するか(ただし聴力障害にも注意)、声がけを理解して動くかも、患児の年齢によっては確認する。発達年齢で1、2歳、知的障害の程度によっては5、6歳でも重要である。さらに、要求表現(持ってくる、連れていく、**クレーン現象hand-over-hand gesture**——そばにいる人の腕をつかんで物を持たせて自分に引き寄せる行動。これは自閉スペクトラム症に特有ではない[01]、手さしで要求する、指さしで要求する、単語で要求する、さらに、それぞれにアイコンタクトが伴うか否か)を問うと参考になることがある。

ほかに、**1歳半健診 1.5-year-old checkup**や**3歳児健診 3-year-old checkup**(さらに、**5歳健診 5-year-old checkup**)での指摘や保護者からの相談歴も確認する。社会性の発達の確認としては、"公園デビュー"の頃の様子、保育園や幼稚園への入園当初の様子、年中や年長の頃の同年代の子どもとの関わり具合、集団行動や行事参加の程度、そして、座るべきときに着座できていたかも参考になる。

小学校に入る前は、いわゆる就学前学習(年長の頃に、簡単な文字を少し読めるか、書けるか、数を数えるか)を聴取することになる。

ただし、これらすべてを網羅して問診することは現実的にはありえない。何を問えばよいかを頭に入れ、あとは、診察時間の制約や相談内容や患児の年齢に応じて要点を選んで問診することになる。発達歴を問うとき、筆者は保護者に「お子さんの生い立ちをお聞きしたいと思います。細かい質問も入りますので、お忘れになったことはそうお答えいただいてかまいません。取り調べではありませんからね」と前置きするようにしている。質問攻めの雰囲気が少なくなり、診察の場が和む。

特に注意したいのは、いわゆる発達障害の場合と、児童虐待の場合と、両親が別居や離婚している場合である。自閉スペクトラム症といった発達障害の診療領域では、しばしば発達歴と現病歴が一続きになる。このときは、「発達歴・

現病歴」と合わせた項目立てにして面接し、診療録もそうしてかまわないだろう。児童虐待の場合も、生活歴、生育歴、発達歴、現病歴が一緒になりがちである。そもそも家族の歴史が複雑だったり、養育者が一定しなかったり不在だったり、養育を担わないが鍵となる人物 (実の親や血縁者) が関わっていたりする。生活歴・成育歴・発達歴が児童虐待では入り組んでいることがある。ときに、「この期間生活状況不明」などとすることもある。情報源も曖昧で、「〇〇によれば」との注記が必須の場合も多い。こうした場合、事情の整理には時間がかかるし、根気も必要である。両親が別居・離婚している場合は、そうなる前の時期の家庭の雰囲気も含めて、その理由を確認したい。患児がどのような体験をしたかを知るためであるが、質問しにくい情報であるし、返事が得られないこともある。その場合でも、最低限、ドメスティック・バイオレンスdomestic violence(DV) の有無は問いかけたいものである。もし、十分な内容の回答が得られた場合、筆者は「あまり思い出したくないことかもしれませんし、お話しいただいてありがとうございました」とお礼を述べるようにしている。

なお、大人の精神科患者に生活歴を聴取するときも、乳幼児期の養育者のこと (離別、死別)、不登校の時期の有無、いじめ被害の有無は確認するようにしたいものである。

3.6 現病歴のまとめ方

現病歴history of present illnessは、現在罹患している疾患について、いつから、どのような経過で現在に至ったかの履歴を指す。身体疾患でもあるいはそうなのかもしれないが、特に精神疾患が疑われる場合、心理状態の不調を訴えている場合、問題視される行動を起こしている場合に、首尾よく現病歴をまとめるには、聴取のときにいくつか留意すべき点がある。本節では、その点を列記して説明するが、随所で筆者が重要と感じている事柄について、コメントを加える。現病歴は問診の最も重要な事項であり、以下に述べることは、現病歴以外の場合にも実は注意を払うべき内容である。

なお、面接は、診療録の記載と直結する。本節ではあえて診療録記載についても力点を置き現病歴の聴取と診療録記載のまとめ方の両方を合わせて説明する。

現病歴は、患者、患児、その保護者、クライエントと協力してまとめるものである

　自由に、しかし雑然と話される内容に、ところどころで問いをはさみ、確認を加えて、臨床にとって意味のある記録へと組み上げていくことになる。傾聴に徹するだけでは、意味のある記録を編み上げることは難しい。必要なところで問いを投げるには、要所で「わからない」と疑問を差し挟む能力が求められる。言い換えれば、違和感に鋭敏になる必要がある。それは知的な能力というよりも、皮膚感覚に近い。耳に入る内容に注意を向けるというよりは、なるべく余分な力を抜いて話の流れに身を任せるのがコツのようである。余分な力が入っていると、何かが欠けている、どこか落ち着かないといった、居心地の悪さを見逃してしまいがちだ。こうした感覚を磨くには専門的な基礎知識が欠かせない。専門的な知識の蓄積が、そうした感覚の滋養となる。

　症例検討会などで、初心者が指導者やスーパーヴァイザーから「どうしてこれを聞いてないの!」と叱られたり怒られたりする風景をときに目にする。これは、不慣れであるとか、常識に欠けるということよりも、初心者と指導者の専門的な知識の差が背景にあるのだろう。とはいえ、指導者のこのような物言いはいかがなものか、と筆者は思う。指導者の主観を押し付けているからである。"指導者"とて、専門知識はともかく、一般常識が十分かどうかは怪しいものだ。自戒も込めて述べれば、一般常識に関してはベテランも若手も関係ない。一般常識が乏しく専門知識のみ豊富な指導者も中にはいるだろう。ともかく、「これがどういうことかを確かめておくと、患者(クライエント)のことがもっとよくわかってよかったかもしれないね」と指導してほしいと、筆者はいつも願っている。

現病歴を記すときは、具体的で簡潔な記述を心がけたい。そのためにも、「わからない」との感触と「もう少しはっきりさせたい」という意欲が大切である

たとえば、5歳の患児がその母親と受診したとき、

小さい頃言葉が遅れていたので、今日診察を受けにきました。

と母親が話したとする。これをそのまま現病歴として記載するわけにはいかない。まず、小さい頃とは何歳頃かをはっきりさせる必要がある。次に、言葉が遅れていたとはどのようなものであったかを具体的に確認し、明確化する必要がある。さらに、言葉の発達の遅れについて、気づいた、あるいは指摘したのは誰かもはっきりさせねばならない。保護者かもしれないし、保育園の保育士かもしれないし、健診で会った保健師かもしれない。“遅れている”とは、誰かが患児の言語活動を観察し、何か（身近な他の子ども、あるいは平均的な言語発達水準）と比較してそう評価したということである。ともかく、まず、“遅れ”などの言葉に対して、そこに「わからない」との感触を差し挟めるようになるか否かが、問診や面接では問われている。これらを確認し、陳述を補充すると、

子どもが3歳の頃、文章が話せなかったことを健診で保健師に指摘されて、今日診察を受けにきました。

という文章になる。ここで、時間的な飛躍に敏感になるべきであろう。指摘が3歳、受診が5歳なので2年の空白がある。この空白に「わからない」との感触を磨くことが求められる。2年経過しての受診ということは、直近に誰かの意向や意見を受けて受診したという可能性もある。この点を確認すると、以下のようになるだろう。

子どもが3歳の頃、文章が話せなかったことを健診で保健師に指摘されました。母親の私はそのまま様子をみていたのですが、2か月前に幼稚園の保育士からも他の子どもと比べて話し言葉が拙いことを指摘され、心配になって夫と相談して、今日診察を受けにきました。

これを診療録記載の文体に変えると、

3歳（○年○月）頃、健診で保健師より文章の発話がないとの指摘を受けた。
その後、そのまま経過をみていたが、
5歳（○年○月頃）、幼稚園の保育士から他児と比べて言葉が拙ないと指摘された。
このため両親で話し合い言葉の遅れの相談目的で、
本日（○年○月○日）母子で当院を初診した。

となる。記載の文では、ほぼ「いつ、どこで、だれが、なにを、どうした」の構成になっていることに注目してほしい。また、誰の懸念か、誰の動機に基づく受診か、受診の目的は何かが明示されていることにも注目してほしい。

現病歴は、自由に話される文章でなく、専門職のために書かれる公的文章である

　これは当然のことであるが、陳述された文章を公的な記述文に仕上げるためには、さらに工夫が必要である。特に（児童）精神科臨床、心理臨床では工夫すべき点が実に多い。まず、なるべく起こった事実のみで記載されたほうがよい。誤解なく共有し合うためである。主観が入り込んでもかまわないが、そのときは誰の主観かを明確にすべきである。

　困ったことに、避けるべき内容のはっきりしない言葉には、ごく平易な医学用語や高度に専門的な学術用語も含まれる。診察医やカウンセラーの主観で判断した症状名や診断名といったものがそれにあたる。そもそも、（児童）精神科臨床や心理臨床には、言葉で表現しがたいモノゴトをなんとか言葉にしているという側面がある。それを記載に落とし込むには何らかの工夫が必要となる。参考に、筆者が行っている工夫を以下に示す。

──○○といった行動が学級担任には粗暴行為と映り、
──母親は"かつかつした様子"（＝普段と違い食事中も落ち着きがないなど）を心配し、
──「○○クリニック」で"発達障害"との診断を受け（不詳）、

Ⅱ　実践編
第3章　初回面接

――「○○病院」で"うつ"との診断を受け（不詳）、

――幻聴（本人によれば、ささやき声で男女複数の声が壁のほうから聞こえるなど）、

――抑うつ症状（趣味のゲームも楽しめなくなる、空腹感が感じられないなど）、

――食欲低下（給食で他児の食べ方を見て汚いと感じてから食事のときに気持ち悪くなった）、

――倦怠感（＝手に力が入りにくい感じ、と本人。しかし、実際は筋力低下なし）、

――"こだわりが強い"（＝他児と一緒に遊びたがるが、自分が使っているオモチャを貸せない）、

　ただし、このような注釈を挿入しすぎると読みにくい文章になるため、精神現在症などに別途まとめることのほうが多い。

現病歴の記載では、文をつなげる言葉にも気をつける

　先に、現病歴は具体的で簡潔な記載を心がけるべきと述べた。その際に問題となるのが、文と文をつなぐ言葉である。たとえば、時間に関する記載は、「その後」や「○年○月上旬頃」といった具体的な日付を用いる。一方、意味の関連に言及するなら、「このため」「こうした経緯から」を使うことになるだろう。

　気をつけたいのは、このふたつの混同である。「○○だから、○○」「○○が○○したから、○○」と漠然とした文章は日常でもよく目にするが、実際には「○○のときに、○○」、あるいは、「○○の後に○○」と記したほうが適切なことがある。漠然とした因果関係の記載に陥る前に、ひとまず時間的関係のみに留めて整理したほうがよい。冷静な判断に役立つと筆者は考えている。気づかないうちに解釈を施しているということは、決めつけや先入観の落とし穴がそこに存在しているということでもある。ちなみに、先の例であれば、3歳と5歳の2度に渡って言葉の発達の遅れを他人に心配され指摘されたから、両親は病院受診のことを話し合ったのである。なお、つながりのない文の羅列は、現病歴とは呼べない。

圧縮されたすぎた現病歴は、情報を貧弱にする

　現病歴は、具体的で簡潔な記載を心がけるべきと述べたが、受診者（来談者）の心情をまったくそいでしまうと、他の者が読んだときに、その気持ちを汲み

取ることが難しくなってしまう。たとえば、先の文章を、

　3歳 (○年○月) 頃、健診で保健師より文章の発話がないとの指摘を受けた。
　5歳 (○年○月頃)、幼稚園の保育士から他児と比べて言葉が拙ないと指摘された。
　　このため、
　本日 (○年○月○日) 母子で当院を初診した。

と、事実のみを列記すると、受診者 (来談者) の意向、それどころか "姿" がまったく見えなくなる。最低限、受診動機に関する内容は明確に記述したいものである。
──スクールカウンセラーの強い勧めで、本日当院を初診した。
──スクールカウンセラーの勧めに母親が納得し、本日当院を初診した。
──スクールカウンセラーの提案と元々の母親の意向が一致し、本日当院を初診した。
──スクールカウンセラーの説明以前に母親が希望し予約をとり、本日当院を初診した。
といった記述の差異が、ちょっとした、しかし、大切な工夫となる。

現病歴に相談歴、治療歴が含まれる場合は、その内容を明確にする
──○○病院で治療を受けた。
ではまったく足りない。
──○○病院で「○○」と診断を受け、○○の治療を受けた。
でも、まだ足りない。
──○○病院で「○○」の診断と「○○」との説明を受け、約○か月間、○○の治療を受け、その結果、○○であった。
まで確認できると、その後の治療・介入の参考として役立つ。

現病歴に完成はない

　これまで、ややくどくどしく現病歴の記述について説明したが、長々とした記載を目指しているわけではない。そもそも、現病歴とは履歴、すなわちちょっとした歴史の記述であり、やろうと思えば、記述すべきことは無限にある。目指すのは一通り全体を見渡せ、しかも要所は緻密に描かれたデッサン画である。細密画は、その努力と才能に感心はするものの、長く見ていると疲れる。

　以上、現病歴のまとめ方について、ごく当然なことを説明、再確認した。あとは、これら当然のことを、日々行えるかどうかである。

　ついでながら、現病歴をまとめる作業には、受診者（来談者）の話を遮る行為も含まれる。よって、多くを一方的に話したいとの気持ちに駆られている受診者（来談者）には不満を与えかねない。しかし、その多くの話は現病歴には適さない。このような場合にこそ、「主訴」を「主訴とその関連」に切り替えて一通り話された内容をこの項目に入れ、対話を通じて改めて整理できた履歴を現病歴に記述するのがよいのではないかと考えている。

3.7　近況の把握

　近況recent conditionの把握は、目を通した範囲で、どの教科書にも独立した項目の記載が見当たらないが、以前から項目を立てて検討する必要性を感じていた。特にひきこもり相談などでは、この点の把握が重要になる。来談するのは、ほとんどが家族のみなので、聞き取り可能なのは、あくまで間接的な情報にとどまる。このようなとき、面接の話題をごく最近の近況（今月、今週・先週、あるいは昨日）に絞ると、ひきこもっている本人の様子を、聞き取る側も思い描きやすい。もちろん、それまでの経緯も聴取するのだが、近況を確かめておいたほうが、具体的な助言や提案がしやすくなる。実は、児童精神科臨床全般でも、こうした問いかけが役に立つ。幼児でも、不登校の小中学生でも、悩んでいる大学生の相談でも、ごく最近の様子や、一日の流れを問うことが、事態を把握するうえで大切だ。ともすれば、その重要度は精神現在症の評価に匹敵す

ると感じられることすらある。以下に実例に近い架空の記載例をあげる。

ひきこもりの23歳男性。母親のみ来所

近況（母親のわかる範囲）／

　午前10時頃に起きてくる。清潔に気をつかうので、シャワーを浴びる。そのときに洗濯された服に着替える。朝・昼を兼ねた食事を食べに食卓に来る。母親と会うと、「おはよう」と一言挨拶をするが、それ以上は話さない。食事の量は通常の範囲。たまに、麺類が食べたいと母親に言うこともある。食事の後、自分の部屋に籠る。部屋の中を見せないので何をしているかはわからないが、ゲームや動画の音が聞える。本人の笑い声も聞こえる。夜19時頃になると、夕食を食べに食卓に来る。両親と一緒になると、食事を自室に持って行く（父親とは顔を合わせたくないのではないか、と母親）。夜、コンビニに何かを買いに出かけることもある（日中は外に出ない）。夜中、お腹がすくと電子レンジで何かを温めて食べているようである。

言葉の発達の遅れで受診した5歳の女児。母親と受診。

近況とADL（activities of daily living日常生活動作）／

食事：半介助。スプーンとフォークを使うが手づかみもある。箸は使えない。好き嫌いは目立たない。野菜と魚料理が好き。

排泄：オムツを使用。最近、排尿があると「しっこ」との発語とジェスチャーで母親などに知らせるようになった。

着替え：全介助（最近の特別児童扶養手当診断書などでは「介助」の用語を使う）。

洗顔・歯磨き・入浴：全介助。介助に抵抗はしないが、シャンプーなどで顔に水がかかるのを嫌がる。

睡眠：21時頃〜6時半頃。夜中に起きることはほとんどない。幼稚園バスの中で寝ると寝つくのが少し遅くなる（22時頃）。

危険：信号は理解していない。危険の認識はしていないようだが、道路に飛び出すことはない。迷子もない。しかし、基本的には目が離せない。

好きな遊び(屋内)：人形遊びやままごと。母親役を演じて、弟に関わる。
　　　(屋外)：すべり台。ブランコは少し自分でこげる。他児と関わりあり。

半年間不登校の小学5年生の男児。母親と受診。

近況(昨日一日)／

昨日は2時頃に入眠。眠ろうとしてもなかなか寝つけないのでテレビを観ていた。

9時頃に目を覚ました。母親に起こされてもなかなか目が覚めない。

起床後、朝食をひとりで摂取。パンと牛乳と果物程度の内容。

午前中、母親がパートに出るので一人でゲームをして過ごした。

昼食は母が作りおいた食事を食べる。

午後も午前中と同様にゲーム。動画も観た。どちらも飽きていると本人。

16時頃、幼馴染の友達が家に遊びに来ると一緒に遊んだ。これは楽しいと本人。

19時頃、母親帰宅、夕食。その後もゲームをして過ごしたが、つまらないと本人。

21時頃、父親帰宅。その頃に入浴。

23時頃、今日の病院受診に備え、いつもより早く就寝。すぐに入眠した。

3か月前より拒食と体重減少が始まった中学2年の女児

近況(昨日一日)／

一昨日は23時頃、就寝、入眠。

7時頃、自分で起きて朝食を摂らず麦茶1杯を飲んで登校。

午前中、国語、数学、音楽、家庭科の授業。

昼食は、自分で作ったお弁当を摂取。手のひらサイズの弁当箱にご飯と野菜。

午後、体育(バスケットボール)、英語の授業。几帳面にノートをとる。

放課後、部活動の体操部で練習。

18時頃帰宅。母親が作った食事から、お茶碗に半分程度のご飯と野菜のみ摂取。おかずを食べるように注意した母親と口論になった。

20時、先月から始めたジョギングへ。約30分後に帰宅し入浴。その後水分を摂取。

23時頃、就寝、入眠。

　診察や面接に費やせる時間にもよるが、このように近況を聴取しておくと、より具体的な行動や様子が確認できる。さらに、本人や家族の心境、心理状態も推し量りやすくなる。そして、面接する者の治療に役立たない個人的で不用意な感情や価値観をだいぶ排除できるメリットもあるように思われる。（児童）精神科臨床、心理臨床は患者・患児・クライエントの実生活に密接に関連するため、具体的な近況の把握の意義は大きい。

　さらに、近況や最近の出来事を丁寧に聞くと、知的能力や自立度に限らない、患児のいろいろな側面の発達、成長の度合いがわかってくるものである。その度合いを評価するためには、**発達のマイルストーン**を知っておくとよい。知っておくべき発達のマイルストーンを表3-02〜05[*02]にまとめた。これらを熟知しておけば、患児の種々の側面の発達の度合いに思い当たるかもしれない。あるいは、小学校高学年の患児や青年期の患者に幼児期の発達課題が残されたままでいることなどに気づくかもしれない。厳しくいえば、表3-02〜05にあるようなマイルストーンの観点から近況を吟味できないと、児童精神科臨床の問診とは呼べないと言ってもいいかもしれない。

3.8 要望の確認

　要望demandの確認という項目も教科書ではまずみない。身体疾患であれば、要望は暗黙の了解ですますことが多いためかもしれない。ただし、治療手段や今後の方向性の選択肢が広い場合、説明と同意の準備として患者、患児やその保護者の要望の確認が重要になるのは少し考えればわかることである。事態がより複雑だったり不明瞭だったりする（児童）精神科・心理臨床の領域では、実は要望の確認が極めて重要になる。ひとまず何をどう変えたいか、先々どのような

展望を見込んでいるのか、そして、どのような関わりを望んでいるかを明らか
にしたい。つまり、直近の変化、将来の展望、介入・治療手段の要望の確認である。
質問してみると、こうした要望が主訴とはかけ離れていることも少なくない。
したがって、筆者は診療録で独立した項目立てをしたほうがよいと考えている。

　学生相談で、人の集団が怖いという相談を受けたことがあった。過去に過酷
ないじめ被害を受けていて、それが関連しているとのことであった。要望は、
人が多くいる場所でも緊張せずに過ごせるようになりたいとの内容であった。
学生生活を今より安心して過ごしたいし、アルバイトにも挑戦してみたいとい
う。さらに、大学卒業後の就職も見据えての相談であることもわかった。ひと
まず、今の人の中での緊張を緩和したい、将来、職場で怯えを感じることなく、
もともとの積極的な自分らしさを発揮して働きたいとの要望である。以上が、
直近の変化への要望と、将来の展望である。

　これらを確認した後、筆者は、いくつかの対応方法、治療方法を提示した。
リラクゼーション法、自律訓練法、来談者中心療法、過去の出来事を集中的に
話題にして認知を変化させる心理療法（ただし、厳密にいえば、これはトラウマフォー
カスト認知行動療法ではないけれども）、認知行動療法、行動療法、力動的精神療法、
そして、一応薬物治療についても、わかりやすく伝えた。クライエントは、薬
は使いたくないこと、来談者中心療法は自分には意味がなさそうなこと、過去
のことを取り上げる心理療法は、過去にとらわれ過ぎて今の生活のペースが乱
れるのが嫌なので、そんな治療は受けたくないこと、認知行動療法や力動的精
神療法は今の悩みの解決には不向きだと思うと話した。そして、受けたい治療
はリラクゼーション法と行動療法だと、自分の要望をまとめた。なるほどと感
心したし、筆者も同じ方針を考えていた。治療・介入は出だしが肝心だろう。
患者・患者・クライエントを自分の得意な治療方法に無理に引きずり込む弊害
も防げる。このように、治療・介入に関する要望の確認も非常に重要ではない
だろうか。むしろ、倫理的な側面から見ればごく当然のことだろう。

　初回面接で要望を確かめることを習慣にすると、さらに気づくことも多い。
要望が現実的でないことや、そもそも要望が言えない、思いつかないといった

表3-02 ｜ 0〜2歳の発達のマイルストーン

	認知、言語、社会性	社会的情緒、行動、愛着*
生後6か月 まで	・音、色など外的刺激の識別 ・表情の認識 ・親しい人、慣れた刺激、表情のやりとりを好む ・記憶と注目力の発達：乳児でも特定の人、場所や物を思い出せる ・空腹、喉の渇き、安心感などといった基本的欲求の表現として、泣く ・言葉の前兆（生後2か月のクーイングcooing、4か月の喃語babbling） ・共同注視joint attention：養育者と赤ちゃんで、表情や音を互いに交わす	・お決まりの活動や日課（食事、睡眠など）の構築に基づく、行動と情緒の早い時期の自己制御 ・生後8週までに生じる、睡眠のサイクルの予測しやすさ ・視線そらしgaze aversion（過度な刺激、覚醒度を上昇させる刺激に対する正常な反応） ・社会的ほほ笑みsocial smile（生後3、4か月から始まる、6か月の馴染んだ人の表情に対する反応） ・生後6か月までの多彩な情緒表出（欲求不満、怒り、悲しみなど） ・個々人、状況による気質temperamentの違い
生後7か月 から1年	・知覚と感覚の能力の発達 ・記憶と注意力の発達：場面、人物に慣れているか、あるいは赤ちゃん本人の動機から影響を受ける ・対象の永続性object permanence（8か月）：見えなくても聞こえなくても、物体や人が存在し続けているのを認識すること ・会話の技術の芽生え：養育者と関わるときに喃語を言う。生後12か月か次の段階で初めての言葉を言う ・1歳前後で、オモチャなど、物を指させるようになる ・自分自身の名前に反応するようになる	・愛着関係の発展：主な養育者に対する赤ちゃんの**きずな**bond ・**分離不安**separation anxiety：養育者が離れると不安を示す ・**社会的参照**social referencing： 　一曖昧な、あるいは新規場面にどう反応するか 　一文化による社会的なニュアンスの獲得を促進する 　一自分と他人を区別する （補註：曖昧で判断に迷う状況におかれたとき、養育者の表情などを参照して判断する。この方法で、その状況にどう反応すべきかを知る。それは、生活文化のニュアンスの違いの習得につながる。また、参照しているということは、自分と自分でない者を明確に区別していることを意味する）

生後13か月から18か月	・初期段階の認識力のレパートリーが広がる 　―対象の永続性：隠れた物を1か所以上の場所から探そうとする 　―記憶と検索：観察した行動を、他の状況で遅れて真似することが増える 　―初語（8〜18か月）の後：語彙数が約200語に増える	・**自己認識 self-awareness**：自分という存在を認識する ・**共感 empathy**の初めての表出：他人が表現した感情に反応し感じ取る能力（たとえば、幼児が養育者のネガティブな感情を見て取ったとき、自分自身の居心地の悪さを示す、あるいは、養育者を安心させようとする）
生後19か月から2歳	・記憶、問題解決、そして、注意集中の力の進展： 　―遂行力や行動計画（たとえば構造物を組み立てる）の発達 　―ごっご遊び、または見立て遊び（20か月）、および、日常生活をテーマにした遊び ・言語技能の進展： 　―ふたつか、それ以上の単語を組み合わせる 　―母音と子音を言いやすいように、単語の一部を言い換える 　―語彙の増加	・感情表現の調整のため、言語や他の行動を使う ・他の人々への意識の発達 ・より複雑な情緒の発露（たとえば、とまどい、罪の意識、恥らいなど） ・分離不安の低減 ・初めての自己制御の様子：楽しいことに参加できるようになる ・遊び：他人を真似る、ジェンダーステレオタイプ（補註：つまり男児は男児らしく、女児は女児らしく）に沿って、言葉や遊びを選ぶ

＊：Social-emotional and behavioral milestones: Attachment relationships

表3-03 | 幼児期後半から就学前（2〜5歳）のマイルストーン

認知と言語のマイルストーン：
表象能力

- 社会的ストーリーのある遊び（3歳まで）：
  - —表象能力の発達の反映（イマジナリーコンパニオン imaginary companion など）
  - —さらなる認知、社会 - 情緒的な能力の広がりと増強（たとえば、ワーキングメモリ、注意集中、自己制御、協力すること、考えてから話すことなど）
- **二重表象** dual representation（3、4歳）：象徴的対象（写真）は、対象、かつ、何か他のものの象徴（家族）であることを認識する
- 原因と結果の関係の論理的説明を持続的に追求する（「どうして」期 "why" period）
- 認知的スクリプト cognitive scripts：以前の行動と経験によって子どもの行動が導かれる、内的なモデル
- 記憶の幅が4つのアイテムへと広がる
- **ひとり言葉** private speech：子どもが、問題解決のために自分自身を導くときに独り言を言う（註：定訳なし）
- 国語や算数の初期段階のスキルを学ぶ
- 5歳までに、子どもの語彙は約2,000語になる
- 4、5歳までに文法的に複雑な文章を使う（違った時制の使用など）

社会的な情緒、行動のマイルストーン：自律性に関わる、親の要求と子どもの欲求のバランス

- 正常の**かんしゃく** temper tantrums：
  - —1〜3歳の間にみられるが、4、5歳までには物理的な攻撃的行動と一緒に減少する
  - —言語と自己制御力の到達と関連する
- （外的な出来事に反応しての）反射的な攻撃性の減少と、（目標を指向しての）言語的、作為的な攻撃性の増加
- この時期の攻撃性は正常範囲内だが、5、6歳頃までにはおさまるものである
- もっと複雑な情緒（共感 empathy と同情 sympathy）の、行動、言語での表現
- 初めての友情の発達
- 道徳観とルールを守る行動の始まり：感情表現の文化的慣習
- 心理状態と他人の特徴を描写する、子どもとしての能力の発達：
  - —2、3歳まで、描出は物理的属性による
  - —4、5歳には、描出は情緒、態度、そして性格による
- **ジェンダー恒常性** gender constancy：ジェンダーは変えられない。5、6歳にはジェンダーステレオタイプな行動を、より意識するようになる
- 身体的成熟：摂食と排泄の自立
- 性的好奇心と自己探求：ある程度までは正常

Ⅱ　実践編
第3章　初回面接

表3-04 ｜ 学童期（6から11歳）のマイルストーン

認知と言語のマイルストーン：
情報処理の獲得

社会的な情緒、行動のマイルストーン：
自己の発達と他の熟達

・より良い自己制御と、注意集中の分割、焦点づけ、そして、選択
・要点に根ざした記憶：学んだこと、出来事の基本要素（補註：基本要素で記憶）
・改善した、あるいは増加した記憶力の使用と自動化
・時間と空間の見当識と組織化：左右弁別
・対象の序列化と分類
・聴覚的、視覚的情報処理能力の増大
・メタ認知の発達、あるいは、"考えについての考え"、そして認知上の自己制御、人の思考と行動のモニタリンング処理
・より洗練された国語と算数技能の芽生え
・語彙の増加：10,000語に達する
・言葉の二重の意味と隠喩の理解
・会話技術の進展：会話で話題を徐々に変える、**シェイディングスキルshading skills** の獲得

・**自尊心 self-esteem** あるいは、**自己価値 self-worth**の信念への信頼
　―他者間での比較の結果としての縮小
　―認知された能力や、仲間内での位置づけ、あるいは重要な大人による指摘に基づく
　―文化的要因とジェンダーの違いによる影響
・より良い自己制御：
　―満足感の延期と衝動性制御に関連
　―仲間が自己制御しているのを観ることによる促進
　―子どもの気質からの影響
・ジェンダーのステレオタイプと役割への大きな気づき：
　―ジェンダーアイデンティティの感覚の発達によって、**自己概念 self-concept** が影響される可能性があり、ジェンダーの社会化が促進される
　―普通、社会的集団は男女別々に
・情緒の発達、調整、そして対処の増大：
　―**問題中心型コーピングproblem-focused coping**：問題解決のタイプに基づく
　―**情動中心型コーピングemotion-focused coping, emotion-centered coping**：不快な反応を上手く扱うか調整しようと試みる（補註：苦しい心境を誰かに話すなどで対処するなど）
・共感と道徳感情の進展：広い視点を持つ子どもの能力の増大による
・互いの信頼、親切な心、サポート、そして、同じ趣味や活動の相互の楽しみに基づいた友情
・いじめが起こり始める
・この段階で、性的そして／または恋愛への興味が始まるかもしれない

表3-05 ｜ 青年期の発達のマイルストーン（12〜18歳）

認知と言語のマイルストーン：
雑な推測と形式的操作

- 情報処理技術、メタ認知、そして認知の自己制御方略の向上
- 自意識と認知の歪みの拡張
- **想像上の観客** imaginary audience：他の人たちの主たる注目の焦点は自分に向いているという信念（補註：定訳なし）
- **パーソナルなお話** personal fable：自分の経験と感情は他と比べて特別であるという信念（補註：定訳なし）
- 合理的な意思決定の難しさと衝動性
- 語彙数の増加（18歳までに40,000語以上）、そして、文法構成の洗練
- 会話技能の進歩

社会的な情緒、行動のマイルストーン：
アイデンティティの確立と自律性

- ホルモンの変化に関連した自尊感情と情動体験の、頻繁かつ激しい変動
- 多側面での自尊感情の増大：学力、作業実績、社会的な種々の能力、そして仲間関係、恋愛関係そして／またはアピールなど
- 軽度から中等度の気分と行動の変化：
  - 正常で予測される範囲
  - 他者、特に保護者とのたびたびの意見の対立につながる可能性
- **仲間との適合性** peer group conformity の重要さ（註：定訳なし）：
  - グループ内の常識、態度、そして価値観への適応
  - 偏った方向へのトレーニングや仲間の集団圧力が働く可能性
- 危険な行動により参加しがちな傾向：薬物やアルコールの使用、乱用、暴力や攻撃的行為、いじめなど
- いじめの内容は、より社会的、あるいは、関係性に焦点づけたものになる
- 友情の性質は、相互信頼、忠実さ、そしてサポートなど、向社会的な特徴に基づく
- 自分の道徳的信念への深い理解
- **視点取得** perspective-taking（補註：視点の置き換え）の能力の向上

ケースが散見されるようになった。

　非現実的な要望とは、たとえば薬物治療が必須と考えられる疾患のときに、薬以外の治療を求められるというような場合である。長く不登校の状態でいる患児を、来週から学校に行けるようにしてほしいというように、すぐには実現しそうもない変化を性急に求められることもある。ここで気をつけねばならないのが、先方の要望と、こちらで想定している現実との乖離が人間関係の対立へと結びつかないようにすることである。そのためには、薬を使いたくない、来週から学校に復帰させたいと考えた理由を問うことが欠かせない。もちろん、できないことはできないと伝えるしかないこともある。お詫びを添えたほうがいい場合もあるだろう。

　要望が言えない場合、実はこれをチャンスととらえてかまわない。治療者(セラピスト)ができることを説明し、具体的な要望を一緒に考えればよいのである。こうした話し合いそのものが治療的だともいえるだろう。

　なお、要望を確かめるときは、「ご要望は何ですか?」といった直接的な問いは避けるべきだ。回答を求める圧力が相手に加わるし、このような質問自体、相談に対してどこか他人ごとのように冷たく距離をとっているニュアンスが入り込んでしまう。また、相談内容によっては、(児童)精神科医やセラピストのほうから受けるべき治療を積極的に説明しリーダーシップを発揮すべき場合もある。

　繰り返しになるが、問題は、要望をまったく確認することなく治療・介入を行ってしまってよいか、という点にある。したがって、実際には、質問ではなく、自然と「念のため、ご要望やご希望をお聞きしておきたいです」という声がけになろう。

　実は、筆者は、要望を問うことすらしない。要望は問うべきものではなく、こちらから言い当てるものだと思うに至った。「つまり、ご要望は○○ということですかね?」との問いかけがよい。「そうです、その通りなんです」との反応が得られることが多く、その場合は、診察(面接)が成功していることになる。

　この方法のメリットは多い。まず、診察(面接)に訪れた者の気持ちを十分に汲んだとのメッセージが伝わることになる。相手からみれば、言いたいことが上手く伝わったという満足感が得られるようだ。こうなれば、**面接**interview

は（まずまずの）成功だといってよい。さらに、要望を相手に考えさせ、答えさせるとの圧力を与えずにすむ。質問に必ず伴う「答えよ」とのプレッシャーは案外大きいものがある。さらに、診察（面接）時間の節約にもなる。何より、次の意見の伝達へと上手くつながるのである。万が一、要望を言い当てられなくてもかまわない。「ちがいます。○○です」との反応であれば、その意向を汲みなおせばよいのである。診察（面接）に訪れた者に「質問されて、きちんと要望を言えない」との恥をかかせずにすむ。恥をかくなら、要望を言い当てられなかった専門職とされている我々の側のほうがよい。そのほうが謙虚でいられる。

　ここで、自戒の意味も含め、診察（面接）を行なう専門職に敢えてプレッシャーのある質問を投げかけたい。

「あなたは、労力を割いてわざわざ診察（面接）に来た人の要望を言い当てられますか?」

3.9　意見の伝達

　これまで述べてきた内容を踏まえ、最終的に（児童）精神科医・心理職としての一定の意見opinion、あるいは見解を伝えることになる。もちろん、初回面接ですべて説明できるわけではないし、面接時間や確認すべき内容が多すぎるときには、初期評価を次回の面接に持ち越すこともある。その場合は、「まだ○○についてお聞きできませんでしたので、次回はそのことについてのお話を進めたいです」とのコメントを伝えることになる。ともあれ、面接の最後に何らかの意見や見解を伝えることで、その回の面接が意味あるものになる。

　望ましくないと考えられるのは、以下のパターンである。

「様子をみましょう」

　たしかに自然経過を追った方がよい場合もある。その場合は、説明が必要である。いつまで、何に注目して経過を追うかである。そして、その後の経過次第で何を行うかである。たとえば、幼児期早期に言葉の発達が遅れていて、最

近発語が増えてきた年中前半のケースがあげられる。声がけで動ける（言語理解）、模倣、社会性が進展している場合などは、その後自然な生活環境、言語的な環境でどんどん表出言語が伸びていく可能性が高いであろう。言語刺激がかえって少なくなるような療育への参加は望ましくないこともありうる。あるいは、言語訓練も労力の無駄になるかもしれない。こういう場合は、「最近の言葉に関わる自然な経過を振り返ると、とても成長していることがわかりました。ですから、このまま特別なことはせずに、どのように言葉が増えていくかご様子をみませんか？　ただし、お子様に声がけするときは、短い文章にしましょうね」との説明になるだろう。自然経過をみてよい根拠、その後の注目点、そして日常でできる簡単な工夫が説明されている。

　ほかに、低年齢の児童の、瞬目程度の運動性チックであって、てんかんなど他の疾患は除外されており、日常生活に支障が生じていない場合がある。近況の確認で、普段の生活に臨床的な課題がない（「問題がない」ではないことに注意）ことが把握されていたなら、そのまま経過を追うこともある。その場合は「たしかにチックが考えられますが、普段の生活への悪影響は生じていないようですし、一通り近況をお聞きしても、治療すべき内容が今すぐは思いあたらないようです。治療方法はあるのですが、治療がかえって負担になる可能性が高いと思います。治療によるデメリットのほうが大きいと思うのです。ですから、このまま様子をみたいと考えます。ご家庭では、チックの様子がみられてもそっと見逃してあげてください。でも、万が一、チックが悪化して学校などでつらい思いをするようなことがあったら、治療を始めるか改めて相談しましょう」との説明になるだろう。なぜ治療をしないでよいかの理由、日常での簡単な工夫、そして、悪化の際の対応が説明されている。このように、自然経過を追う方針を判断した場合は、意見を聞く側が納得できる説明が必須である。

「グレーゾーンです」

　グレーゾーンは多義的な言葉であるが、おおまかには、以下の意味で使われるようである。自閉スペクトラム症の特性が散見されるが、年齢が幼すぎるか、

生活環境の範囲がまだ広がらないために、自閉スペクトラム症の確定診断には至らないもの。同年齢の人との社会的な相互作用（いわば、自然なやりとりが成立するかどうか）は、実際に同年齢集団に入る機会がないと評価できない。ただし、主な養育者との相互作用で評価可能な場合もある。ほかに、自閉スペクトラム症でないと説明のつかない特性が確認されているものの診断基準を満たさない、いわゆる「診断閾値下」の場合もある。なお、知的障害についても同様で、境界水準の知的能力や軽度知的障害といった正常と異常の狭間の場合も、「グレーゾーン」と言われることがある。また、他のいくつかの精神疾患や発達障害領域でも同様に使われることがある。

　困るのは、診断するには情報が不足している状態や、評価、診断するための知識や経験がない状態でも「グレーゾーン」との言い方が安易に使われているふしがあることである。この場合は、患者・患児・クライエントの状態ではなく、評価者の思考がグレーゾーンの中にあるのではないか。

　いずれにせよ、この言葉はなるべく使わないほうがよいように思われる。そのかわりに、「○○との診断が思い当りますが、○○についてはまだ詳しくわかりませんね」、あるいは、「○○のときの様子を確認してから意見をお伝えしたいと考えています」などといった、具体的な考えを伝えるべきであろう。

　さて、どう意見を伝えるのが望ましいのであろうか。まず言えることは、初診や初期評価の段階で、一定の評価あるいは診断、あるいは見立て・アセスメントがなされていなければならない。なぜなら、これなしに治療や介入が行われることは考えられないためである。まれに、治療診断ということが行われることもある。試みに何らかの向精神薬による治療が試され、その治療反応に基づいて診断の根拠の一部にするというものである。ただ、これは極めて例外的であるし、この手法に踏み切るときは、よく説明がなされている必要がある。

　初診や初期評価の段階で一定の診断（見立て）がなされていなければならないとは述べたものの、前提も必要である。それは、「今日の診察（面接）の範囲では」あるいは、「今まで聞いた範囲では」ということである。というのは、どんなに

根拠の固められた確定診断であっても、所詮、診断は仮説にすぎないからである。仮説なので、後日の介入・治療を通じてその診断仮説（見立て）が有用かどうか、検証されることになる。もちろん、仮説に疑問が感じられたら、再評価、診断を見直すことになる。

　一見、こうした考え方は、いいかげん、適当だ、と受け止められるかもしれない。しかし、そうではない。根拠を集めての診断仮説であって、そこには、いわば「剛」の感触がある。そして、介入・治療を通じてその診断仮説が誤っていることが根拠をもって認められたら、当初の診断仮説に拘らず、いわば「柔」の姿勢で新たに仮説を立て直すということである。「剛柔相併せ持つ」と表現することができるかもしれない。根拠なく曖昧に診断をすること（根拠の乏しい仮説作り）や、何があろうと最初の診断仮説を見直さないとの頑なな姿勢（仮説検証の欠如）は、患者・患児・クライエントに多大な不利益をもたらすとはいえないだろうか。

　このように、診察（面接）の意見の伝達は、これまで述べたような複雑な事情を背景に抱えたものだと理解しておいた方が現実的だし、実践的ではないかと筆者は考えている。そのうえで、いかにシンプルに意見を伝えるかが工夫のしどころである。そこで、児童精神科や心理臨床の初回面接での説明のフォーマットを提示したい。

児童精神科臨床の場合
今日の診察の範囲で考えれば、○○さんの、その悩みごとの対処には、
今の精神医学診断でいう［　　　　　　　　　　］で考えると、役立つかもしれません。
ところで（さらに）、

ということかもしれません。ですから、具体的には、

を試すかどうか、考えてみていいかもしれません。そう私は考えました。

「○○さんは、［　　　　症／障害］です」のフレーズでないことに注目していただきたい。また、「今の」精神医学診断という箇所にも注目いただきたい。時代によって疾患概念が変化するためである。「役立つかもしれません」とうフレーズにも注目していただきたい。もちろん「役立つことが予想されます」との、もっと積極的な言い回しになることもある。さらに、「ところで（さらに）」以降の、追加説明の空欄が最も広いことが大事である。診断名は所詮、歴史の浅い、成熟されていない造語である。よって、えてして実感に乏しい。だから、追加の説明がかかせない。ここには、リスクなどの関連要因とともに、対処に役立つストレングスにも触れることになる。「ということかもしれません。ですから」というフレーズも大事で、説明する者の仮説であることと、仮説から導かれた提案であることを明示できる。その仮説は、その後の介入・治療を通じて検証されることになる。「具体的には」も大事である。抽象的な言葉は悩みの種になることの方が圧倒的に多い。「を試すかどうか、考えてみていいかもしれません」のフレーズも重要である。あくまでも提案であり、その介入・治療内容と意義を理解し同意するかどうか（保護者のコンセント、患児のアセント）は、個人の権限に属する。「こう私は考えました」も大事で、いわゆる"Youメッセージ"つまり、あなたはこうだとの決めつけでなく、"Iメッセージ"、自分の判断にすぎず、その判断を受け入れるかどうかはあなたの自由、との保証も付

け加えられる。

(児童の)心理臨床の場合
今回の面接の範囲で考えれば、今日話題になった○○さんの悩みごとについては、

とアセスメントしました。ですから、具体的には、

を試すかどうか、考えてみていいかもしれません。そう私は考えました。

　心理臨床では、精神医学的な診断名は入れないことが多いようである。公認心理師には精神医学の知識は必須とされるが、一方で臨床心理士はそうではないとされている。この差異は筆者には腑に落ちない点ではあるが、ともかく、アセスメントの中で精神科診断に近い内容に触れていたほうがいいと思われる。さらに、このフォーマットに則れば、アセスメントなしの介入、「見立て」なしの「手立て」(その場合、「手立て」ではなくて、ただの「手出し」になる)の弊害を避けられるだろう。
　ただ、筆者はこの種のフォーマットは実は好きではない。入門者や初心者にマニュアルはひとまず大事である。しかし、いつまでもマニュアルの範囲で浅

く理解すること(つまり、即席の早わかり程度なのにわかった気になり、マニュアルを下支えする大事な背景の洞察が深まらない事態)、マニュアルの範囲で狭く考えること(自分でも考えることを怠って、いわばマニュアルのしもべに成り下がる事態)の弊害をよく目にするためである。何らかのマニュアルやフォーマットを試してみて、その意義をよく捉え、さらに自分のものとして磨き上げる技能のレベルアップが、臨床実践の質の向上に役立つであろう。

文献
＊01　井上勝夫「クレーン現象再考─言語発達・非言語的要求行動との関連から」第20回日本乳幼児医学・心理学会、2010年
＊02　Guerra NG, Williamson AA, Lucas-Molina B: Normal development, infancy, childhood and adolescence. IACAPAP Textbook of Child and Adolescent Mental Health, International Association for Child and Adolescent Psychiatry and Allied Professions, 2012.

Ⅱ 実践編

第4章
診察に役立つ留意事項

　第3章では介入・治療の考え方を示した。本章では、診察に役立つ留意事項、工夫のしどころを説明したい。筆者の診療経験から生まれた工夫なので、何かしらの偏りがあるだろうし、もしかしたら誤りがあるかもしれない。また、そのまま真似るとそれぞれの現場の実情にそぐわないところもあるだろう。かといって、児童精神科臨床のテキストで診察（心理臨床なら面接）の工夫にまったく触れずにすますわけにもいかない。参考になることを願いつつ、聞き方、わかり方を含む、診察での筆者の工夫のいくつかを紹介したいと思う。

4.1　言葉の感触を味わう

　まずは、話の聞き方である。問診は通常、会話で成り立つので、そこには聞く・話す・問う・答えるといった行動が含まれる。さらにその途中に、考えるという工程が挟まる。「問う」は、第1章（精神現在症の評価）で一通り取り上げた。また、「考える」については、第2章（鑑別診断）と第3章（介入・治療の考え方）で主だった内容に触れたと思う。そこで、本節では「聞く」を取り上げる。

　患者（またはクライエント）の話の聞き方については、「全身を耳にする」とか、「なぞるように聞く」と教わったことがある。研修医のときに教わった通り素直にやってみると、筆者の場合、全身を耳にしたら、無駄な力みが入ってしまい、しかもその力みがなかなか取れず、からだがとても疲れた。そこで改めて、言葉をなぞるように聞いてみた。要は、聞いた言葉を視覚的な文字のイメージに置き換えて、そこに線を引くような作業である。これには、文字をイメージするのにワーキングメモリの視空間スケッチパッドをずいぶん費やしてしまい、今度は脳が疲れてしまう。困ったことに、文字イメージにワーキングメモリを費やしたせいか容量不足に陥り、話の情景を思い浮かべる余力がなくなってし

まった。情景を思い浮かべ、その場面での患児や保護者の実感を思い浮かべながら、しかも文字をなぞるように追うというようなことは、筆者の場合できなかったのである。

最終的に、言葉の感触を大切にし、味わうというやり方に行き着いた。特に（これはあくまでたとえだが）指先の肌触りを大事にしている。

語られる言葉には、しっかりとした手応えが感じとれるものもあれば、手応えがなくて、ツルッと滑る感じがするものもある。当事者でなければ体験できない実感が強くこもっている言葉は手応えがある。一方、実感をあまり伴わないものや、どこからかの借り物の言葉は、手応えが薄く、文字どおり上滑りする。筆者はこれを触覚になぞらえ、イメージを重ねながら聞いている。言葉を聞いていてツルッと滑る感触に気づいたら、その内容を問い直すようにしている（もちろんすべてではなく、大事な箇所のみ。すべて問い直されたら、話し手もうんざりするだろう）。そうすると、非常に意味深い言葉が引き出されることが多い。

ともあれ、構造化面接を除き、診察（面接）で言葉を聞くときには、自分にあった何らかの工夫をみつけておくとよい。

4.2 "わかる"の様々な水準

頭痛を訴えて初診した中学生女子との診察

————現病歴、既往歴、家族歴、医学的検査などについては省略

パターン1（初診時の「わからない」が医師にない場合）

診察医： どんな具合ですか？

患児：　頭痛がするんです。

診察医： そうですか。薬を出しておきますね。

パターン2（「何となくわかる」の水準）

診察医： どんな具合ですか？

患児：　頭痛がするんです。

診察医：頭痛ですね。

患児：　はい。

診察医：大変ですね。

患児：　はい。

診察医：薬を使ったことはありますか?

患児：　薬局で買った薬を試しました。

診察医：どうでしたか?

患児：　効きません。

診察医：じゃ、別の薬を出しておきますね。

パターン3（「ある程度わかる」の水準）

診察医：どんな具合ですか?

患児：　頭痛がするんです。

診察医：そう。どんな頭痛ですか?

患児：　どんなって?

診察医：ズキンズキンとか、締め付けられる感じとか。

患児：　あ、ズキンズキンのほうです。

診察医：わかりました。

患児：　どうすればいいですか?

診察医：それ専用の薬がありますよ。処方しますね。

患児：　ありがとうございます。

パターン4（「よくわかっている、慣れている」の水準）

診察医：どんな具合ですか?

患児：　頭痛がするんです。

診察医：ズキンズキン? 締め付けられる感じ?

患児：　あ、最初のほうです。

診察医：その前に、見え方が変になることある?

患児：　あります。

診察医：やっぱり。じゃ、薬出しておくから。

患児：　あ、はい。

パターン5（「あー、なるほど、とわかる、腑に落ちてわかる」の水準）

診察医：どんな具合ですか?

患児：　頭痛がするんです。

診察医：頭のどのあたり?

患児：　横。左側。

診察医：ズキンズキンするの? 締め付けられる感じ?

患児：　ズキンズキンです。

診察医：そう。そうなると、一番ひどいときはどうなるの?

患児：　寝込みます。もう起き上がれません。

診察医：え、そんなになってしまうんですね。

患児：　そうなんです。

診察医：それが、どれくらいの割合であるの?

患児：　えっと、週3回。

診察医：ああ、そんなに。他に症状あります?

患児：　頭が痛くなる前、見え方がちょっと変になります。

診察医：他には?

患児：　吐き気もします。

診察医：ああ、吐き気も。吐いたことは?

患児：　何回かあります。

診察医：急に吐く? 吐く前は吐き気がします?

患児：　吐き気がします。急に吐くことはないです。

診察医：それはつらそうですね。どんなときに頭痛が始まるか、わかりますか?

患児：　それがまったくわからないんです。急に来ます。

診察医：ああそう。そうなると、頭痛で相当生活に影響出ていますね。

患児：　そうなんです。学校、休みたくないんです。

診察医：そうなると、頭痛が完全には良くならないとしても、寝込むことが少なくなって学校に行けるようになったら、だいぶ良くなったって言えるかもしれないですかね。

患児：　あ、そうですね。

診察医：それに合う薬がありますが、使ってみませんか?

患児：　はい。使ってみたいです。

パターン6（「身をもってわかる」の水準）

診察医：どんな具合ですか?

患児：　頭痛がするんです。

診察医：もしかして、頭の横が痛くなる頭痛?

患児：　はい。その通りです。

診察医：私も前そうでした。吐き気もするし、ひどいと寝るしかなくなるんだよね。

患児：　はい。私もそうです。

診察医：〇〇っていう薬が効いたから、同じ薬を試しませんか?

患児：　使ってみたいです。

　前の節では「聞く」を取り上げた。続いて、本節では「わかる」に言及する。「わかる」をめぐっての精神疾患圏の分類については、名著*01で述べられているが、ここでは、「わかる」のあり方ではなく、「わかる」の様々な水準について説明したい。

　まず、「わからない」の水準がある。筆者はこの「わからない」という感覚は非常に重要だと考えている。そもそも、初診で診察する（心理臨床なら面接する）児童のことは、最初はまったく「わからない」はずである。紹介状や事前情報があったにせよ、わからないものはわからない。つまり、初回面接は毎回「わ

からない」から始まる。医療行為の対象となる素材は、患児側にしかないのである。こう心得ておくと、患児に関する様々な話を、素直な関心を持って聞くことができる。しかも、先入観にとらわれる危険も回避できる。こういう理由で、ごく当たり前だが、最初の「わからない」との感覚は大事である。ついでに言えば、最初の「わからない」を恐れる必要はない。

　次の水準は、「何となくわかる」である。筆者は、この水準が医療でも心理臨床でも、最も危険だと考える。ほんやりわかる程度の状態で、無理やり治療・介入の方針を立てるのはどう考えても危険である。繰り返しの強調になるが、自然に治療方針が定まらないときは、ほとんどが情報不足なのである。

　次の水準は、「ある程度わかる」である。これは、頭だけ、あるいは脳の一部だけを使った理解のレベルである。おそらく、まだまだ理解が上滑りなように思われる。苦言を呈すれば、このレベルにとどまる傾聴は、時間の浪費である。また、無味乾燥に診断基準を読み上げる問診は、この水準に留まりがちではないだろうか。何より、患児の悩みの実感が依然として捉えられていない。

　多少横に置かれる水準として、「よくわかっている、慣れている」がある。これは、診察（面接）の前から、だいたいこんなものであろうと何かを決めつけている状態である。これは、惰性や驕りの医療、心理臨床だといえる。なぜなら、情報は患児とその保護者や関係者から教えてもらうものだからである[*02]。最初から「わかっている」というのは、おかしな話である。

　次が、「あー、なるほど、とわかる、腑に落ちてわかる」水準である。この「わかる」に達すると、話を聞いていて「あー!」との反応が自然に生じる（パターン4では、診察医の言葉の中に感嘆詞が多いことに注目）。頭だけではなく、脳全体（細かく言えば大脳皮質と辺縁系ということになるのかもしれないが）、あるいは全身でわかったとの体感になる。筆者は、この水準の「わかる」に達して、はじめて本当の共感が生じるのではないかと考えている。これが「わかる」の望ましい水準ではないだろうか。

　さいごに、「身をもってわかる」がある。極端に言えば、治療者（あるいはカウンセラー）が当事者を兼ねる状態である。これは大変だし、普通は身がもたない

だろう。ただし、身をもってわかっている人の強い実感を伴う深い理解は、そうでない者にとって、とうていかなわない。

　以上述べたような、「わかる」の様々な水準を知っておいて、話を聞いたときの自分の反応を確かめてみると、診察（面接）がより生き生きとしたものになるだろう。

　なお、心理査定のための面接や構造化面接は、この限りではない。この場合、あらかじめ決められている一定の手順に忠実に従って面接を行う。そこでは、「わかる」の水準は求められていない。患者や被験者を、ある評価手順のいわば鏡に映した場合に、どんな姿になるかを調べる手法である。それは、患者・被験者の一側面のみである。多くの評価尺度も同様である。通常の面接との根本的な差をよく自覚しておきたい。

---

column 11　少数派課題と狭間・境界課題

　これまでの臨床経験と、本節で述べた「わかる」を巡る考察から、おそらく極めて重要なふたつの課題に思い当たった。

　ひとつは、少数派（マイノリティ）への課題（少数派課題minority issueと呼べそうである）である。種々の身体疾患の罹患者、精神障害の罹患者、性指向の少数派、いわゆる発達障害の特徴のある者、虐待の被害者、被災者、そして少数派の人種があげられる。古くから蔑視や、興味本位の注目や、阻害の対象になりやすいようである。その屈辱感は想像に余りある。倫理的問題を根本から慎重に考えるべき重要な課題である。自閉スペクトラム症の研究の一部に、興味本位のまなざしで実施されたとしか考えようのないものもあって非常に気になる。さらに、犯罪者も少数派かもしれない。筆者の経験はDV加害者の言い分を聞いた程度であるが、よく聞いているとなるほどと思われる点も少なくなかった。

　ふたつめは、境界（ボーダー）にある者への課題（狭間・境界課題border issueと呼べそうである）である。軽度知的障害や境界水準の知的能力の者、

軽度と中等度知的障害の間の知的能力の水準にある者、静かで目立たない（「手がかからない」と言われる）障害のある者、底辺手前の貧困層などである。一見普通に生活している犯罪被害者もそうかもしれない。光もあたらず、適切な援助の手も差し伸べられない。その孤立感は深刻かと思う。

　問題problemとせず、課題issueとしている点に注目されたい。「問題」と呼ぶと、少数派や境界の位置にある者に責任の所在があるようなニュアンスが入り込む恐れがある。「課題」と呼ぶと協力して取り組むべき事象であるとの意味を強調できる。

　いずれにせよ、理解のためには当事者の声をよく聴くことが必須である。そして、その聞き方が重要である。"平凡で普通の常識"から自由になってはじめて、真に「聞く耳」を持つことになるであろう。「わかる」の極意である。

4.3　時間の単位を使いこなす

　面接では時間の単位を使いこなすことも覚えておきたい。そもそも、観察は時間と空間に依存する。空間に関する工夫では、たとえば引きこもりの症例などの場合、家や部屋の見取り図を描いてもらうと理解が進むことが多い。また、家庭内暴力や問題視される行動が起きているときは、その場所がどこかを確かめておくことが重要である。

　時間については、もっと細やかな工夫が必要になる。どんな時間帯、あるいは時刻に何が起きているかを確認するのは当然（たとえば、眠れないとの訴えがあった場合は、もともと何時に眠って何時に目が覚めるのが、何時に変わったかの具体的な時刻を問うのはごく当たり前）として、敏感でありたいのは時間の単位である。

　大きな時間の単位としては、幼児期の言葉などの発達がある。これはおよそ半年程度の時間単位でみると変化がわかりやすい。また、統合失調症の特に陰性症状の進行をみる場合は、半年や年単位になろうかと思われる。月経前不快気分障害Premenstrual dysphoric disorderは、およそ月単位である。双極

性感情障害［躁うつ病］の病相経過の確認の場合は、年・月・週・日、まれには数時間単位と様々である。ここまでは比較的難しくない。

　問題は、自傷行為や自殺企図である。自傷行為にまつわる行動の評価の例は、1.11の例で示した通りである。およそ日・時間、一部は分単位で問診内容が調整されていることがおわかりいただけると思う。さらに気をつけるべきは、自殺企図である。様々な症例検討会に参加していると、「家族がこのような状態だから、患児が自殺企図に至った」と説明がなされることが多い。筆者の注目点はそこではない。自殺企図との重大な行動に至った、あるいは行動を選択した（1.9を参照）その前日、その日、その行為の数時間前、あるいは数分前、さらには数秒前、何が起きていたのか、どんな心境だったのか、どんなことを考えたのか、あるいは、誰かとやりとりがあったか、そしてそれらがどんなタイミングでどんな内容であったかである。このような細かい時間単位でいきさつを問い直すと、「家族がこのような状態だから、患児が自殺企図に至った」ではすまない状況が発覚することが少なくない。もちろん、トラウマティックな内容に関わる問診では、想起が断片的になりがちで、回避症状が生じてまとまりのある回答が返ってこないことも少なくない。ともあれ、重大なライフイベント、深刻な行動については、ぜひ細かく時間単位を調整し、診察（面接）での問いを工夫したいものである。

　さらに、いわゆる発達障害の患児の相談でも時間単位の区切り方は重要である。よく保護者は「この子は、大人になって社会で上手く過ごせるようになるでしょうか」と、心配そうに話すものである。親心であって、もっともなことである。ここで、時間単位を3年、5年などと長くとりすぎると、どこか無駄な焦りが生じるかもしれない。筆者は、特別な事情がなければ、観点として、およそ半年から1年に時間単位を区切るのが最も合うように感じている。半年か1年先のことまでに限って先を見据え、鎖をつなぐようにその都度支援の仕方を工夫していっても十分人生は展開する。あるいは、試行錯誤の意味も含め、その患児なりの個別的な発達ラインの感触をより正しく把握するためには、半年か1年先までを考え続けて未来につなげるほうが、無駄な力みのない発達支

援になるのではないかと感じている。

このように、時間単位の区切り方を上手く使いこなすことは、(児童)精神科臨床において大事なコツのひとつである。

4.4 事実と解釈の区別

次にあげたいのは、事実と解釈を、頭の中で分けて話を整理するやり方である。すでにわかっている人には何の説明もいらないだろう。しかし、気づいていない人には、とても新鮮な指摘として受け止められることが多い。

まずは、以下の不登校中学生の母親の訴えを読んでみていただきたい。

> 母親：中学1年になったら、とたんに怠け始めたんですよ。この1か月、ほとんど学校に行ってないんです。前の日は明日学校に行くっていうのに、朝になると全然起きないんです。この子は嘘ばっかりつくんです。勉強の遅れが心配って言うけれど、毎日ゲームばっかりしているんです。夜中までですよ！ イライラして私が先に寝てしまうんです。 ほんと、頭にきます。夜更かしのせいで朝起きられないんです。夜更かしさえ治れば、朝起きて学校に行けるはずです。先生、何とかしてください！

さてここで、母親の解釈の部分を塗りつぶして、起きている事実の箇所だけ残してみていただきたい。ヒントとしては、文章の後に「と、母親の私は解釈した」とのフレーズをつけて文章が成り立つ箇所が、母親の解釈になる。そう分けると、解釈と事実がまだら模様のように入り組んでいることに気づくはずである。しかも、話された文章のうち、事実の割合は案外少ない。人の話はだいたいそのようなものであるし、心配のあまり強い感情が込められた話の場合はなおいっそう、解釈の割合が増えるようである。

端的に言えば、診察医が知りたいのは何が起きているかの事実である。まず

は事実を知りたい。保護者の解釈は、その人の物の見方、親子関係の推察、そして治療方針について検討するときの意見交換がどのようなものになるかの予想には役立つ。だが、そこまでである。

中には、事実はほんの少しで、自身の解釈を滔々と話される保護者もいる。こうなると、事実確認が難しくなって非常に困る。こういうときは、遠慮がちに、「あの、診察なので、私からも質問させていただいていいですか?」と話しかけると、問診がスムーズにいくことが多い。

なお、こだわって説明すれば、先の例は、事実として扱ったのは母親の目に移った出来事のみである。そして、それを母親はあのように解釈した。これもまた、母親の解釈の仕方に関する事実である。

4.5 問診における工夫の追加事項

これまで、診察(面接)における重要な工夫をいくつか述べてきた。本節では、これまで触れてこなかった工夫を思いつくままに列記しよう。

そもそも会話というものは、ときに脱線し、始まりと終わりの話題がずれることも普通である。しかし、診察(面接)ではなるべく、こうしたずれを少なくし、ずれたとしてもすぐに本題に戻せるようにしたい。そのために工夫を重ねている。なお、診察(面接)の初めの挨拶、守秘義務を守ることなど、常識的な臨床の作法については割愛した。

来院をねぎらう一言が安心に役立つ

治療終結間近の患児やその保護者と、初診時のことを一緒に思い出して話し合うことがある。保護者がその当時の心境を振り返ったとき、よく話題に上るのが、初診時に何を問われるのか、そして何を言われるのかとても不安だったという。そんなとき、来院(スクールカウンセラーなら、保護者の来校)に対する「よくいらっしゃいました」「大変でしたでしょう」といったねぎらいの一言で、予想以上に緊張感が和らいだのだそうだ。

話題のオリエンテーションを診察（面接）の初めのほうで伝えておく

　放置すると、話題というのは散らかりやすいものである。自由に話してもらうことも重要だが、やはり折りをみて話の進行を診察医（またはスクールカウンセラー）が調整することが必要である。

わからないことはわからないと答えてよいこと、話したくないことはひとまず話さなくていいことを伝えておく

主要な症状や行動については、頻度や度合いを必ず確かめる

大事な事実については、「あー、なるほど、とわかる、腑に落ちてわかる水準」まで理解を深める

抽象度の高い言葉は、具体的な言葉に言い換えてもらうか実例を上げてもらう

　たとえば、「暴力」という言葉がそうである。暴力がある、だけではよくわからない。軽く叩くのか、殴るのか、蹴るのか、その場合、体のどこをそうするのか、その結果アザができるのかなど、確かめたい。もちろん、診察医やカウンセラーから話す言葉についても同様に具体的でありたい。

こちらから話題を変えたいとき、ややこしい質問のときには、一言前置きする。

　たとえば「たいがいのお母様は返事に困ることが多いのですが、お子さんが二語文、つまり『ニャンニャンいた』といったような文章を話すようになったのは、いつからですか?」のように、質問の前に、ひとこと前置きを加えると答えやすくなる。

ある話題を聞いたら、逆はどうなっているかとの疑問を持つ

　たとえば、不登校の場合、学校に行かないことばかりが話題になりやすい。その話題に終始すると、頭が窮屈になって、よい手立てが思い浮かびにくくな

る。相談する側も同じような視野狭窄に陥りがちだ。逆の状況や、他の場面について確認してみると、新鮮な話題が出てくることが多い。不登校の場合なら、学校に行かず家にいるときに何をして過ごしているか、といったような話題を振ってみる。「何もしてない」との回答が返ってくることもあるが、何もしていないはずはない。具体的に聞いてみると、その子らしさや、その子の苦悩、あるいはその子の別の側面がより鮮明に浮かび上がってくる。そして、それが解決や今後の方針を考える良い材料になることがある。これは不登校に限らない。ゲシュタルト心理学の言葉でいうなら、"図"を一通りみたら、今度は"地"にも視点を向けるということである。そうすると、診察（面接）する側も相談する側も窮屈な思いから解放される。この、「図と地の発想」は、習慣にしたほうがよい。

臨床に役立つ共感は、言葉にする

　「それはつらかったかもしれませんね」「それは嬉しかったでしょうね」などである。ただし、安易にわかったようなことや相手のプライドを傷つけるようなことは言うべきではない。

こちらの理解に自信が持てないときは、「○○という理解でいいですか?」と問う

話し手が、伝えたい内容に合った言葉が思いつかなくて会話に詰まったとき、こちらがそれを察知して当てはまる言葉を補う

　もし、「そう、そういうこと」との反応が得られたら、やりとりが上手くいっている証拠である。

患児からの秘密の相談には基本的に応じる

　患児（クライエント）から、これは親には内緒にしてほしいと求められることがある。秘密の扱い方の問題である。たしかに、保護者の前で子どもが話せないことはある。むしろ、そういうことのほうが多いかもしれない。逆に、保護者が子どもの前では話せない、内緒にしてほしいということもあるだろう。対応

に工夫が求められる。筆者の場合、こうした秘密は基本的に守るようにしている。基本的にというのは、例外があるためである。命に関わること、あるいは、患児（クライエント）を著しい危機に向かわせる事態がその例外である。よって、秘密は守るが、例外もありうることをあらかじめ断っている。また、「そのことをお母様が知ったとしたら、どんなことになりそうだと思うの?」などと問いかけ、秘密にしたい事情も必ず問うようにしている。患児（クライエント）の理解に非常に役立つ。

　まことに診察、問診、面接とはやりとりであり、工夫はまだまだつきないものがある。臨床現場での経験や勉強会や研修会などを通じ、やがて自分の発想として湧いてくるものでもある。よい工夫を思いついたときには楽しさが伴うだろう。自分で思いつくだけでなく、周囲の者や、患者、患児やその保護者、クライエントから得られることもある。場合によっては、臨床とかけはなれたまったく別の分野からも得られることもあるだろう。

　教えてもらった工夫は、鵜呑みするのではなく、自分なりに消化することが大事である。本当に役立つかどうかを、実際の臨床場面で試してみることだ。面接での工夫は、このように賢く、そして楽しく蓄積していくものなのである。

column
12

クレーム対応

臨床は対人的な営みであるから、ある種の接遇が求められる仕事である。接遇なので、多くの人と接していれば、いつかはクレームを受ける状況になるかもしれない。本コラムでは、クレームへの対応について、長期間有名ホテルでの業務に携わった大ベテランによる見解と、心理学・言語学の立場からの説明を紹介したい。

　橋本[03]は、クレームや苦情処理を戦いだと思ったら負けであるという。そもそもクレームclaimの英単語の意味は苦情ではなく、要求、請求、主張であり、クレーム対応はいわゆる人間力を養成するチャンスだとも

いう。そもそも、完璧なサービスを提供してもお客様に気分がある以上、接遇する側がベストのサービスを提供したと思っても、受けとり方によって評価が左右されてしまうことは避けられない。ゆえにクレームは避けられないと明言している。そして、これはホテルなどのサービス業ならではの意見であろうが、最も怖いのは「声なきクレーム」、つまり表立って表現されないクレームだという。処理されないので、あとあとまで問題が残り続けるというわけだ。クレームをつけてくるお客様を分けるなら、理屈っぽいタイプ、ゴリ押しタイプ、提案型のタイプ、そして厄介な（被害的になりやすい）タイプがあるという。そのうえで、フォローは早ければ早いほうが有効であると指摘し、自分の職責以上の権限で処理しようとしないよう注意している。

　クレームの聞き方として、①直立姿勢（これはホテルならでは）、②緊張感を出さない、③親身な目線、④柔軟な表情、⑤軽いジェスチャー、⑥エクスキューズ（言い訳）をしないことをあげている。さらに、慣れ慣れしい態度は、足下をすくわれるようなクレームを誘うことにもなりかねないため危険な行為であること、さらに、別のスタッフを証人として同席させることも大事であるという。不満な点を十分に聞き出せたら謝罪の段階に入るが、そのときの言葉の選び方としては、「失礼しました」「すみません」ではなく、「ご不快な思いをさせて申し訳ございませんでした」が正解であるという。組織的な対応が必要な場合は、誰が指揮をとるかの課題はあるが、硬直した組織の理論を振りかざさないことと、マスコミが関わる場合はクレームの窓口を一本化させることをあげている。なお、部下の不満に対する上司の対応の第一歩は、お客様と相対するときと同じ姿勢で臨むのが一番であるという。

　中には繰り返しオーダーが違うと難癖をつける外国人のクレーム客もいたので、その言動を自分でも確かめ上司の了解を得たうえで、悪質ないたずらはやめるようにその客に求め、来ていたコーヒーショップへの出入りを禁止した例も紹介している。

　岡本[04]は、現在はクレームが増えているとし、その背景として、消費

者の地位と権利意識の向上、企業への不信感の増大、インターネットの普及、フリーダイヤル化と携帯電話の普及、そして、（かつては、摩擦を起こさないという暗黙のルールに気を遣い我慢していたが）規範意識の低下に伴う苦情障壁の低下をあげている。そして、クレームへの対策でしてはならないこととして、①「そうは言いますが」「そんなことはなないでしょう」と否定すること、②「それはですね」「はい、はい」という言葉のクセで返事すること、③「そんなことを言うのはあなただけ」「それだけのことで」と責めること、④「担当者が……」「部下が……」と責任転嫁することとしている。悪意のあるクレーマーには、どんなに絡まれてもできないことは「できません」と言い、安易に妥協しないこと、持久戦になっても筋を曲げないで気長に待つこと、相手がインターネットで公開すると脅す場合は法的な問題が生じうることを告げること、暴れる、刃物をちらつかせるというような明らかな違法行為は、警察への通報を行うことなどをあげている。

　クレームは、生じないのが理想だが、生じたときは上記の見解が臨床でも大いに参考になるだろう。接遇は気を遣う仕事である。ただし、"気を遣う仕事である"と構えてしまうと、いかにも消耗する印象になるだろう。筆者は"気を廻す仕事である"とのフレーズで考えている。

文献
＊01　土居健郎「面接とケース・スタディ」『新訂 方法としての面接―臨床家のために』118-124頁、医学書院、1992年
＊02　井上勝夫「私はいつも迷っている。だから、いつも患児から教わっている」『こころの科学』190号、67-71頁、2016年
＊03　橋本保雄『ホテルオークラ「橋本流」クレーム対応術―お客様の心をつかむ50のマニュアル』大和出版、1998年
＊04　岡本真一郎『悪意の心理学―悪口、嘘、ヘイト・スピーチ』中公新書、2016年

Ⅱ 実践編

第5章
介入・治療の考え方

5.1 介入・治療の多層性

　ここからは、介入・治療と、診療に役立つ留意事項など、実践的な工夫をより自由に説明する。なるほどと感心してもらえたら嬉しいが、もしかしたら、違和感を持たれる箇所があるかもしれない。そのときはぜひ、その違和感を大切にしてもらいたい。違和感を抱くということは、より有効な工夫の第一歩になるからだ。著者としては、さらりと読み逃されてしまうことをいちばん恐れている。

　まずは、介入・治療の多層性について説明しよう。

　医学や（児童）精神医学の重要な観点として、従来から生物心理社会モデルbiopsychosocial modelが提唱されている[*01]。ある患者の精神疾患の要因を考えるときに、生物学的な側面、心理的な側面、そして社会的な側面を総合的に評価するというものである。たしかに、疾患の要因を考える場合はこれで上手く整理されるかもしれない。もっとも、初心者がこれを鵜呑みにしてマニュアルに従うように患者に問診するとおかしな事態が生じる。たとえば、肝臓移植を控えた成人患者の問診で、生物心理社会モデルに従って、身体的なことに加え、「あなたは結婚していますか?」「何か血管注射の薬を使っていますか?」、さらには「あなたの性的な指向は?」といった範囲にまで質問が及び、患者を不快にさせ、結局別の病院で移植を受けることになった事例が精神医学の教科書で紹介されている[*02]。また、介入や治療にこの図式を愚直に持ちこもうとすると、どこかぎこちないものにならざるをえない。薬物治療は、脳の〇〇のところで、〇〇という神経伝達物質に影響を与える、心理的側面でいえば、〇〇の心理療法が患者の認知や行動の変化に良い効果をもたらす、家族や学校など患児と環境の側面については、〇〇の介入が役立つ……と、どうしても話がつな

がりを欠きやすい。研究であれば、あえて個別に検討してよいかもしれないが、臨床の実際は、もっと混沌としたものである。そもそも人とはそういうものだからだ。生物心理社会モデルは、一種の作業仮説で、一定の図式に落とし込んだものにすぎない。

治療は多面的であるとも言われる。筆者もそう教わってきた。これは、生物心理社会モデル以上に、より複雑に多くの側面から治療を考えようとするものである。あちらから見ればこう映るので、こういう治療が考えられる、こちらから見直せば、こういう治療も考えられる、という姿勢がそこでは求められる。知的な作業である。しかし、これもどうもツギハギな印象を免れない。

筆者の場合、今は、介入・治療は、実は（多面的というより）多層的であと実感するに至っている。ごくあたりまえの助言が非常に効果的なこともあるし、専門的な技法が治療に見事にフィットすることもある。しかし、そのような専門技法の治療を始める場合も、ごく常識的な事前説明が欠かせない。ごく常識的な助言、一般的な介入・治療、専門的治療技法とが重なりあっているのだ。多面的ではなく、多層的なのである。こうした多層性を意識することが、よい臨床への近道だと思われる。以下に、その多くの層を説明する［図表5-01］。

まずは、問題点の整理と専門職としての意見伝達の層がある。問診（あるいはこれに心理検査や医学検査を追加してもよい）の結果を踏まえて、保護者の意見、患児本人の意見も聞き入れつつ、主治医（セラピスト）として問題の焦点をよく整理し、あるいは困難の改善はすぐには見込めないとしても、とりあえず介入すべき、あるいは介入できることを見出して意見を伝えるのである。この段階がないと、最初からずれた治療になってしまうし、意見を伝えるだけでも、患者に安心を与えられる場合が少なくない。「説明を聞いて、モヤモヤがすっきりしました」と安堵の表情で語られるものである。もちろん、問題の全体像と介入の焦点をまとめるには上手な情報収集が欠かせないけれども、これは、何を問うべきかを知っていれば大体は十分である。また、意見を伝えるときは、相手に伝わる言葉でなければならない。

次に、ごく常識的、一般的助言の層がある。これは、一般の方である保護者

Ⅱ 実践編
第5章 介入・治療の考え方

表5-01 | 介入・治療の層

問題点の整理と専門職としての意見伝達
常識的、一般的助言
支持的対応
専門的助言
指示的介入
支持的精神療法
専門的な精神療法や心理療法
薬物療法

と同じような助言を与える、場合によっては患児に注意するというものである。もちろん、保護者と同じ態度で伝えるのでは意味がない。同じ内容でも、治療者という立場にある他人が丁寧に口にするから効果があるということである。ただし、その前に患児本人の言い分をよく引き出しておくことが必須である。また、常識を磨いておくことも必要である。ただ、この層において、介入単独で効果をみせることは滅多にないように思われる。常識的、一般的対応をして、効果がなかった場合の患児や保護者の失望は計り知れない。慎重な見極めが必要だが、その判断は直観と言うしかない。

　筆者がこれまで経験したのは、以下の数例である。いわゆる発達障害の特性も知的な障害も見当たらない、保護者に暴力を振るうことが習慣になった小学校高学年男児。「叩かれたり蹴られたりする人は痛い思いをしているんだ」という常識の伝達で、それ以来、母親への暴力はおさまった。家族に暴力を振るう患児には、非難のニュアンスを込めないで、ともかく暴力を振るわれた相手が痛い思いをしていることを伝えておくことは、予想以上に意味があるようである。

　強迫の構造があまり強固でないように思われた洗浄強迫の中学生。「そんなに長い時間、手を洗う人は、なかなかいないよ。一度止めてごらん」という一

般的助言で、それ以降、手洗いがすみやかに通常の程度に改善し悪化もみられなかった。ただし、なぜそんなに効果があったのか、筆者自身にも不明である。

　幼児期からある心身症を長く患っていて、その病気を盾に親にも学校教師にも小児科医にも不従順な態度を示し続けた不登校の中学生。「いつまでも君がそんな態度だから、誰も君のことを助けようがないんだ」との叱責で、その翌日から大人の言うことをきくようになり、部活の先輩の指示にもしっかり従うようになった。結局、この事例は誰かに本気で叱って欲しかったのだろう。

　滅多に使わない介入であるが、このような層があることも知っておいたほうがよいだろう。

　次は支持的対応の層である。これは、患者・患児（クライエント）の言い分を共感的に受容し続ける対応である。語られる内容がどんなものであっても、否定も非難もせず受け入れるというものだ。もちろん、共感的に話を聞くことそのものは普段の診察場面でも少なくない。ただし、それはごく短時間である。長期間、共感的、受容的に患児や保護者の話を傾聴し続けるのは、どこか奇妙かもしれない。それにより自力で回復していくこともなくはないが、そのような事例かどうかの見極めが事前に必要である。患者を濃厚な支持的対応、支持的関係の中毒にするという危険もつきまとう。これは筆者の誤解だとよいのだが、評価（アセスメント）の能力にそもそも欠ける場合、評価・診断に責任を追うことを回避して取り敢えずの対応を不用意に続けた場合などで、支持的関係の中毒との事態に陥ることがあるようである。中毒だから、急に止めると何らかの禁断症状が出ることもある。患者（クライエント）が自分の言いたいことだけを滔々と話す癖を身につけてしまうといった弊害もある。

　その下の層は、専門的助言である。児童精神医学、精神医学、小児科学、そして臨床心理学の知識や知見に基づいた助言である。助言にあたっては、簡潔でいいので、患児やその保護に伝わる言葉を上手く選んで、一定の理論的背景もわかりやすく説明することになる。そのためには、経験に裏打ちされた専門知識とその十分な理解が必要になる。

　さらに、（支持的ではなく）指示的介入の層もありうる。納得や同意を得ること

Ⅱ 実践編
第5章 介入・治療の考え方

はもちろん前提だが、こうすると良いと強めに意見を伝えるのである。行動療法や認知行動療法においてはそうした場面がありうるし、あるいはそうした技法を援用して患児に課題を与えることも含まれる。あるいは、睡眠や症状の度合いを記録させることもそうである。課題を与えるからには、その理由も一緒に伝えなければならない。もちろん、指示内容が介入・治療の本質とずれていないことが重要である。

そして、次にある層が支持的精神療法である。これこそが治療の中核と言ってもよい。これまで述べてきた各層の介入・治療でも、良い介入、良い治療であれば、おのずと支持的精神療法の層にその効果が染み込むはずである。逆に言えば、そのような浸透を実感できるかいなかが、よい臨床が行えているかどうかの判断基準にもなる。介入・治療を多面的ではなく、多層的と考えた一番の理由がそこにある。先に示した通り、支持的対応をし続けることには有害な面がある。支持的精神療法と支持的対応の分かれ目に注意したい。

さらに深い層にあるのが、各種の専門的な精神療法の技法である。種々のEBMは、これまで説明した多くの層を踏まえての話であろうし、また、そうでなければ有効な治療にならないだろう。

なお、医師には薬物療法の層もある（ただし、医師だから必ず薬物治療をしなければならないわけではない）。薬物治療の実施について検討し、インフォームド・コンセント（アセント）を行うことと、薬物治療開始後の副作用や効果の確認は、問題点の整理と専門職としての意見伝達の層、ごく常識的、一般的助言の層、支持的対応の層、ときには指示的介入の層、そして結果的には支持的精神療法の層にもつながることは、少し考えてみればすぐに気がつくことである。

繰り返しになるが、このような介入・治療の多層性を感じていたほうが、より豊かな診療になるし、それは、患児や保護者と共有できるものでもある。EBMの知見を役立てるのはもちろんだが、疾患ごと、患者ごとに介入・治療のポイントとなる層を探ってみるというのはどうだろうか。もちろん、観察と様々な情報の収集とその集約を素直に進めていけば、あえて意識して探らずとも、介入・治療の焦点がおのずと見つかるはずだと筆者は信じているのだが。

5.2 「治療」の言葉の呪縛

　本節では、やや奇抜な言及かもしれないが、「治療」という日本語が多くの人をおかしな方向に導いていることを指摘する。この"多くの人"には、患者、患児の保護者、クライエントはもちろん、児童精神科医、心を扱う小児科医、カウンセラーも含まれる。

「治療」あるいは「治す」とは、"病気をなおす"ことである。なおすとは、おおよそ"元に戻す"の意味である。したがって、治療とは、"病気をなおして元の状態にする、戻す"ということになる。この言葉から導かれるのが、「この病気は治りますか？」「発達障害は治りますか？」「病気を治さなければ」といった言葉だろう。「この病気は治せますか？」という問いは、病気の状態をなくして元に戻れるか、という発想と結びついている。「病院に行って医者に診てもらって、完全に治してもらってこい！」というのも、威勢のいい親戚などがときに口にする言葉で、いかにも無邪気な発言である。精神疾患の場合、たしかに"元に戻る"こともあるが、そこまで欲張れないことも多い。児童精神科臨床の場合はなおのこと、治療が成功すると元には戻っていないのだ。患児なりの成長を遂げていることが多いからである。また、「発達障害は治りますか？」という問いは、筆者に言わせれば愚問である。種々の発達障害とは、現在の状態と今後予想される発達ラインに何らかの特徴があるものである。したがって、そもそも治すものではなく、現在と将来の生活が上手くいくように支援すべきものである。発達支援である。さらに、治療者（セラピスト）が「病気を治さなければ」という発想を持つことは無駄な気負いを生む。気負えば気負うほど、腕が縮こまり、成績が落ちるのがスポーツの常だろう。それと同じで、力んだ臨床は望ましくない。

　では、どう考えるべきか。

　どうも良い日本語が見当たらないので、仕方なく英単語を拝借する。その単語とは、キュア cure、ケア care、サポート support、マネジメント management である（他に remedy、therapy などもあるが、きりがないのでやめておく）。

キュアcureは、ここでは急性期症状に対する当面の手当を意味する。つまり、急性期治療である。もっとも、The Oxford English Dictionary Second Editionによれば[*03]、cureの最初のほうにあげられている意味は、"spiritual charge魂への力の補充"である。これは、医学が未発展の時代のcureの意味の名残かもしれない。

ケアcareは、ここでは、慢性期への比較的長い手当、重大な疾患への発展の防止や、再発、悪化を防ぐ関わりを指す。入院患者であれば、医師よりも、看護師のほうが得意な役割かもしれない。「医師が治せる患者は少ない。しかし看護できない患者はいない。息を引き取るまで、看護だけはできるのだ」との中井の名文がある[*04]。なお、先にあげたdictionaryでcareの単語の初めのほうにあげられている意味は、"to sorrow or grieve悲しむこと、悲嘆に暮れること"である。たしかに、慢性期の疾患を本人が受け止める過程の中に、この局面は必ずあるといっていいだろう。

サポートsupportは、(ほぼ)固定したハンディキャップへの支援の意味としたい。いわゆる発達障害の臨床がこれに当てはまる。注意欠如・多動症の薬物治療はcureになるだろうが、不注意、多動、衝動性がひとまずおさまった後の、社会スキル向上の見守りや助言、援助の側面は、やはりsupportだと言える。もちろん、トレーニングの側面も含まれる。

そして、マネジメントmanagemenは、環境や将来を広く見据えたお世話や戦略的介入の意味としたい。時間的にも空間的にもより広く見渡すことになる。

キュアは、どちらかというと児童精神科医の役割が大きい。ケア、サポート、マネジメントになるにつれて、医師よりもコメディカルの比重が大きくなっていくだろう。そうなると、医師は立場上、必要な役者をそろえて各々に働きを持たせるディレクター directorの役割を担うことになるといえるだろう。

いいかげん「治療」の言葉の呪縛から解放され、患児・疾患ごとに、キュア、ケア、サポート、マネジメントの言葉を上手くあてがって臨床を実践してみてはどうだろうか。

5.3 操作的診断基準・EBMと治療の関連

　これまで、治療の多層性、および「治療」という言葉の示す枠を超えた臨床の広がりについて説明した。

　現在重視されている操作的診断基準やエビデンスに基づいた医療evidence-based medicine（EBM）と治療とはどのような関連があるのだろうか。本節ではこの問題に触れたい。とはいっても、大きすぎて、いささか筆者の手に余る。とはいえ、（児童）精神科や心理臨床に操作主義、あるいは操作主義的手法が行き渡っている現在、避けて通れるものでもない。ここに述べるのは、あくまで私見である。

　いうまでもないことだが、操作的診断基準は、ひとまずは精神疾患の分類を目的としている。何のために分類するのかといえば、従来は疫学研究やEBMの確立を目指していると謳われていた。そして、DSM-5の「本書の使用法」および「司法場面でのDSM-5使用に関する注意書き」[*05]では、臨床症例の定式化の方法approach to clinical case formulationが説明されている。これは、より臨床現場での利用に即したものにしたいという主張にもみえる。さらに、「診断基準にあげられている症状を単純に照合するだけでは、精神疾患の診断をするためには十分ではない。各患者にこれらの基準を適用して該当するかどうかを系統的に照合することにより信頼性のある診断評価が得られるだろうが、相対的重症度や各基準との結び付きの強さ、およびそれらの診断への寄与については臨床判断が必要となる」との記述がある。診断基準体系に依拠しつつ、個々人の患者にそれがどのように当てはまるかは個々の精神科医に任せる、との断り書きだと理解される。どうやら、操作的診断基準の体系を臨床で用いるには、込み入った前提が必要らしい。しかし正常と“精神病理学的状態”を見分けるには臨床修練が必要と記載されている一方で、DSM-5が法廷や弁護士という臨床の素人が参考に用いることもあると説明されていて、いったい、この存在感のある診断基準体系は玄人用なのか、臨床の素人が用いても構わないものなのかまったくわからなくなる。玄人用だとしたら、今度はDSM-5使用の

II 実践編
第5章 介入・治療の考え方

許可制度が必要との話になってくるかもしれない。しかし、そのような国際的な許可制度の設置はありえないだろう。また、「臨床症例の定式化の最終目標は、その人の文化的、社会的背景に基づいた包括的な治療計画を立てるために、入手可能な背景となる診断的情報を使用することである」とある。どうやら、操作主義的なDSM-5は、異なった文化や社会的背景であっても、個々の患者のために有効な診断的情報を網羅していると考えてかまわない、との主張のようである。診断については、そう述べていると理解できる。

では、治療についてはどうか。同じくDSM-5の「本書の使用法」では、「各障害について最も適切な証拠に基づいた治療の選択肢を決定し、使用するよう推奨することは、本書の範疇を超えるものである」とある。つまり、この操作的診断基準の体系は、治療は他に譲る立ち位置にある、とのことらしい。

各精神疾患についてはどうであろうか。すべてではないが、「その症状（障害）は、社会的、職業的、または他の重要な領域における現在の機能に臨床的に意味のある障害を引き起こしているsymptoms (disturbance) cause clinically significant impairment in social, occupational, or other important areas of current functioning」との項目が診断基準の中に見受けられる。ここでいうclinically significantとはつまり、臨床的に関与するかどうかが病気かどうかに関わっていると言っているように思われる。つまり、病気とみなすことに意味があるなら病気とみなせとのことである。これでは、トートロジー（つまり、病気だから病気：D＝D、Dはdisorderの頭文字）を述べているに過ぎず、実は何も意味していないということになる。

ところがそう無意味なことでもない。筆者は少なくともふたつのことを考える。

ひとつは、DSM-5の記述に基づけば、治療目標は、「臨床的な関与が不要になること」だということができる。ごく当たり前で、これもトートロジー（H＝H、Hはhealthの頭文字）である。そうなると、D＝DからH＝Hの状態に移す、つまりDからHに移すのが治療だということができる（これもトートロジーだが）。このトートロジーが実は非常に大切になる臨床の局面がありうる。それは、診断閾値すぐ上下の自閉スペクトラム症や軽症のうつ病など、正常と病的状態の境

界が曖昧な場合である。種々のEBMで提示されるのは、ある精神障害の中核群についての治療の有効性である。操作的に基準や除外基準が設定されて一定の中核群が集められ、多くのEBMが集積されて、一定の指針（ガイドライン）が示される（ただし、権威者が集まって作成された指針、エキスパート・コンセンサスのガイドラインもある）。ここで注意しなければならないのは、EBMは中核群にない者（あるいは、そもそもEBMの手法に乗せにくい状態）の治療にはさほど通用しないだろうということである。しかもそういう者のほうが圧倒的に多い。では、どうするか。5.1で示した通り、介入・治療には多くの層がある。他の層から発想して介入・治療手段を考えればよいのである。下手な治療よりもごく常識的な環境調整や配慮のほうが重要と考える理由がここにある。そこでは、EBM全盛の時代よりも前に行われていた治療的な工夫も参考になるであろう。前EBM[*06]である。

　ふたつめは、操作的診断基準が示そうとしているのは、精神疾患についての何らかの実体ではなく、どちらかというと臨床の役割、あるいは機能であろうということである。DSM-5は分厚い本のなかで、「DなのだからDとみなして治療したほうがいい」と何度も何度も繰り返し述べている（にすぎない）のだ。

　操作的診断基準・EBMと治療の関連を考えるとき、臨床を実際に行う者には、操作的診断基準・EBMとのほどよい距離が必須のようである。言い換えれば、操作的診断基準やEBMで示された治療方法は、介入・治療の多層性のひとつにすぎないことを決して忘れてはならないのだともいえる。

操作主義は人を人でなくする!?

いまや携帯に便利な機器が広く普及し、多くの情報が即座に検索でき、人が目にするもの耳にするもののありようが変わり、考え方、ついには人の生き方まで変化しようとしているように思われる。まもなく、操作主義的な手法で集積されたビッグデータに基づき、（児童）精神科臨床あ

るいは心理臨床の評価、見立て、診断、そして、有効な対応や治療法が、そうした機器から自動的に示される時代が来るのだろう。もしそうなったら、人として（児童）精神科医や心理臨床を行う者がほとんど不要になるかもしれない。やぶ医者や下手な心理職が多いより、そうした機器が"正確"または"正確とみなされる"情報を患者・クライエントに教えてくれたほうがいい、との意見も十分ありうる。そんな社会が来たら、臨床はいったいどうなるのであろうか。そもそも操作主義はどんな位置にあり、そこにはどんな意味や危険が潜んでいるのだろうか。これは今の時代に臨床を仕事にする者の一人として避けられない問題である。浅学露呈の恥を恐れず、この話題についても一言述べておこう。

　先哲とはいるもので、1970年代前半にすでにこのことに触れていた書籍がある。それを要約しつつ、筆者の見解を補足、加筆したい。哲学用語が多いので、すぐにはわかりにくいかもしれない。そのときは、モノローグの最後のほう、筆者の見解から読んでいただきたい。

　1920年にロッテルダムに生まれ、1960年以降ライデン大学で教授として哲学を講じた思想家であるヴァン・ペールセン van Peursen CA[*07]によれば、人間文化の歴史的発展の連続的な過程の中から、文化の根底にある考え方、つまり思惟のあり方について、いくつかの典型例を抜き出すことが可能だという。それは、「神話的形態」、「存在論的形態」、そして、「機能的形態」である。各形態によって、思惟に特徴がある。操作主義を、他と対比して理解するため、各形態の様相も示す。

　まず、神話的思惟においては、人間が自分たちを取り囲む周囲の世界への参加（筆者註：関わりではなく参加）を成立させる際に神話が大きな役割を果たすという。その参加は、呪術を介してもなされる。神話的思惟の第一の機能は、何ものかの圧倒的な顕現である。第2の機能として、神話は現在を保証するのに役立つ。そして、第3の機能として、神話は説明の供給源であり、知識欲を満足しうる。それは、天地の起源（宇宙論）や神々の起源（神統系譜学）などである（註：第2と第3の機能を通じて、自分たち人間が今ここに存在する謂れが神話物語の知識として語り継がれ、自分たちの存在その

ものを力強く下支えするというわけだ。そうして、人間は周囲世界に参加し、相互が浸透しあうことになる)。

　ところが、そこには否定的側面としての呪術がある。本来、呪術の目的は、太古の時代や神々との世界との接触を保とうとすることにある。だがむしろ、周囲世界を思い通りにするためにかかる接触を利用することになってしまう。したがって、神話的な立場と、呪術的な立場では意義がちがう。宗教は奉仕をもたらし、呪術は支配を引き起こす。呪術においては、主体が客体を支配すべく力が注がれる。したがって、呪術は「権力への意志」を伴う。呪術的な姿勢には他者の切り捨てが含まれる。社会に影響を及ぼそうとする摩訶不思議な言動、より自己中心的で自己本位の思考法、そして一たん決断が下されると、それに固執する態度は、呪術の典型的な特徴である。これは、多くの文化に共通する頽廃でもある(註：太平洋戦争で多用された精神論のスローガンがこれか。小学校ではいまだに"けじめ"などという摩訶不思議なスローガンで具体的にどうすればいいかわからない何かが唱導される。ただし、呪術による支配が集団の安定存続に有効な場合もあるだろう。日本の歴史では卑弥呼の擁立がすぐに思い当たる)。

　次に、存在論的思惟において、これを際立たせる主な特徴は、人間が己れの内と外に見出しうる種々の事柄について、理解してやろうと断固決意していることである。人間はまず周囲と距離をとることから始め、周囲の世界に参加することをせず、むしろ傍観者であろうとする。この段階で人々が集中する実践的な仕事は、工芸、芸術、技術といったものであり、これらと並んで理論的考察がある。可視的なものについての理論(物理学)や、不可視的世界についての理論(形而上学)である。存在論的意識の主な機能は、人間を越えたもの、いいかえれば、圧倒的な力をもつ超越的存在者をできるだけ余すところなく顕現することである(註：ここでいう顕現とはすなわち、雷《「神鳴り」》が放電の気象現象であるといったように、正体を暴く意味もあるだろう)。第2の機能は、現在あるものの根拠を示してくれる。それは、周辺で起こりつつある事柄が理論や法則で理解可能になるときにえられる。そして、第3の機能は、知識である。出来事のも

ろもろの原因をたどり、それらを一つの探求の原因に関連づける。この見方はつねに、あるものが「何」であるかを理解することに関わる。つまり、我々が一方において、自分自身を周囲世界から引き離すことを学ぶとともに、他方において、「何」の内部に包まれているようにみえる万物の永遠の本質を、まさしくそうした隔たりを介して洞察するときにはじめて、我々は物の「何」たるかを理解し始めるのである。

　これにも否定的側面がある。実体論である。「実体」という語は、自存し、存続する能力を内に有するものを実際に指し示している。人間、世界、神、そして価値でさえも、長く孤立して存在する実在とみなされる。基本的にみて、実体論は事物を孤立せしめてしまう。したがってそれは、人間と諸力（自然、社会、規範）との関わり合い、意味ある結合の破壊をもたらす（註：それは、"関与しない者の観察"の態度だろう。1.2を参照）。観る者、すなわち、思惟する個人にとっての有利な立場が何にもまして優れたものとなる。そして実在の姿の表象は全面的に彼自身の立場の反映となる。主体が発揮する力の程度は事実すこぶる大であり、その結果客体は視野からかき消されてしまうほどである。個人をまったく孤立せしめてしまう実体論的発想法の最も極端な成り行きは独我論である。これは、個人の主体のみが現実に存在する教説であると解される（註：デカルトDescartes Rの"我思う、故に我ありCogito ergo sum"は、この態度の先鋭ではないか。その独我論の行き着く先には"神は死んだGott ist tot!"《ニーチェNietzsche FW》と宣言せざるをえない事態が待っていたのかもしれない）。

　そして、機能的思惟についてである。神話的思惟や存在論的思惟におけるよりも、今日でははるかに機能的な様相が顕著である。かかる性格づけが一時代を余すことなく説明しつくしてしまうのではなく、ただ、様々な現象の構成を可能にするような、一つのモデルを提供してくれるといえるにすぎない（註：つまり、実在への志向性より、思考空間に充満した膨大な情報やモデルが重視される。こうなると、全身で抱く実感より、大脳皮質だけが使われる上滑りな思考、あるいは事実の上澄みばかりを取り出した情報のみが文化を占有することになる。これは、極めて頭でっかちな、霊長類の極端に奇形的なありよう

といえるかもしれない)。存在論を、神話的思惟における呪術的傾向からの解放とみなしうるのとまったく同様に、機能的な思考法は人間を実体論から解放するものとみなすことができる。現代文化は、多くの点でいまだに存在論的思惟と機能的思惟との間の過渡期にあるから、すべての人が事物への機能的な接近を、解放的体験とは感じないだろう。そして、そこでの一つの傾向は、直接人間に語りかけるもの、直接人間に影響を与えるもののみを現実的なものとして認め受れ容れようとする傾向である。これを機能的思惟、および生存するもの実存的な形態とよぶことができるであろう。実存的な関わりは、プラグマティズムや現代認識論の種々の形態の中に顕著に現れている。たとえば、抽象的なものから出発することへの反発がある。抽象的なものではなく、具体的なデータから出発し、それにもとづいて、より抽象的な規則に到達することを目指す。第2の傾向は、注意すべきものの範囲を知覚されうるもの、感覚によって実証されうるもののみに限定しようとする傾向である。この範囲から落ちこぼれるのはすべて非現実的あるいは無意味とされる(註:最新の現代精神医学における「意識」の無視がそうかもしれない。1.3を参照)。この傾向は機能的思惟の、より多く実証主義的な形態とよんでよかろう。何となれば、ここでは直接の検証や、実証的に示されうるような与件のみが基準になるからである。崇高な実在として、あるいは絶対的な規範として崇められてきたものは、もはや人間による観察やテスト手順の範囲内にはもちこまれえない。

　そして、機能的思惟の否定的側面として、操作主義が述べられる。完全な支配を獲得しようとする人間の野心を表現したのは、神話においては呪術であり、存在論においては実体論であったが、機能的アプローチではそれは操作主義として現れる。「いかに」(註:「何」ではなくて「いかに」)という語は機能的立場にとって中心的な概念である。ところが、操作主義は、現象をそれが生み出される操作にすべて還元してしまう。たとえば、現代心理学において「知能」という語には通常操作的な定義が与えられる。それは「知能」が被験者の心のどこかに位置づけられる特定の

性質あるいは実体であるとは受けとられていないことを意味する。「知能」は与えられたテストを行うことによってえられる結果を示している。かくしてこの語が何を意味するかは、採用される測定法によって全面的に決定される。しかし現象を定義するこのような操作的な方法が操作主義的となるのは、この方法自体が、現象を当の操作的用語によってあますところなく定義しうる、との意味の一般的な理論につくりかえられる場合に限られる。そこから一歩進んで、その基準を検査の対象となっている当の現象と同一視してはならない、という反論が生じるのは自明である（註：つまり、操作主義では、物事の本質に無関心）。その言葉の意味全体を規定するものとして受け容れよ、と本気で主張する者があるなら、その人はあれこれの現象へ近づく中で、さらに今までにないものを発見する可能性を自己自身からはぎとってしまうことになる。そのような操作主義にとって、現象（たとえば、色盲、心、仕事への満足、時間など）の意味はその現象を支配する者としての人間が行う操作に全面的に帰属する。そのようにして超越——すなわち、もっと平易ないい方をすれば、人間の行動の余地——は失われてしまう。患者がすでに他界してしまったのに、ある誤解がもとで連日情報がカードに記録され、その専門家がそれにもとづいて指示を行うということが生じた例がある。操作主義者の見方からすれば、なんと当の患者は生存しつづけていたのである。そして、人間と社会は、何びとももはや誰でもない誰かであるごとき、操作の精妙なクモの巣の中で解体してしまう。こうなるわけは、操作がすべての意味を操作そのものの内部に還元するからであり、そうすることにおいて、この同一性の喪失という袋小路を避ける別途へのあらゆる接近をしめだしてしまうからである（註：これで、神が死んだうえに、実感ある人すら死ぬことになるかもしれない。残るのは、操作主義によって計測された、データという骸骨のみ）。

　別の章では、上記の理由から機能的思惟の文化における倫理の重要性が述べられている。

　さて、ここから上記内容について、（児童）精神科臨床、心理臨床に内容を近づけ、特に各形態の否定的側面について筆者なりの考え述べてみたい。

まず、現代の精神医学、臨床心理学といえども、その実践になると、依然として摩訶不思議な言葉による呪術的な効果が起きているように映る。不慣れで新しい、いくつかの専門用語がそうである。専門用語ばかりでなく、キャッチーだが実は摩訶不思議なスローガンもそうである。えてして、それらは実態や本質とのずれが大きく、具体性に乏しい。そのくせ何を意味しているのか興味をそそるので、知識欲が刺激される。だいたいは数年後に自然消滅する。しかし、流行って残ってしまうと、その影響力と支配力は非常に大きい。そうした呪術的な文言に軽はずみに動かされないよう、自分をしっかり保ちたいと心かげるばかりである。

　存在論的思惟の形態については、神話的思惟の文化を乗り越えてこれまで発展してきた科学、技術などの歴史を考えれば尊重するのが当然であるし、筆者もそのような文化背景に基づいて教育を受け、日々考えて行動しているのを自覚する。しかし、その否定的側面としての実体論のデメリットをより平易な言葉で端的に強調するなら、ある特定の狭い領域についての高度な専門性ゆえに生じる落とし穴としての、相手や別の立場・分野との自然な温かみのある関わりを止めた冷ややかな理論、そして、自分の見たいものだけを見て自分の理論だけで完結させようとする独りよがりな態度、ということができるかもしれない。どの分野でも、尊敬に値する優れた専門家は自分の限界をよく知っているし、それを言葉にできる。そうでない、専門〇〇は、すべてをその専門知識で説明しつくそうとして聞く耳を持たない。専門〇〇が乱立すると、その眺めは溝だらけの荒涼とした風景である。自分と身内だけで狭くまとまろうとする小集団がいくつもあるといった光景である。何かの専門知識を得てしまったら、その限界に自覚的でありたいと自分を戒めたい。あるいは、限界を明示しない専門知識には、そっと静かに疑念も向けてみることを忘れないようにと心がけたい。そして何より、事実や現実をなるべく濁りのない眼差しで見つめ、知識や理論ではなく事実・現実に対して謙虚でありたいと思うばかりである。

　そして、機能を重視した文化形態についてである。要するに、ペール

センは機能的思惟には決定的な欠陥があり、その欠陥をあえて言葉にすると、それが操作主義だというように筆者は理解した。操作主義は、精妙・巧妙な操作によって、現実の中にある、いわゆる雑味を排除する。しかし、雑味があってこそ、生身の現実・人である。人は社会的役割（機能）のためだけに存在し、また生きているものではない。人は、かけがえのない唯一の誰かでもある。社会の中で何らかの役割を担う立場にありつつ、しかも唯一の存在でもある。子どもでも大人でも、人には同一性、アイデンティティがある。おそらくそれは、柔軟でしかも芯の強いしなやかな質感のものであろう。ともあれ、機能重視の文化形態を背景とした操作主義には、人を人としてみなさない傾向が常に潜んでいるらしい。様々な倫理的基準が設けられることの必要性はいうまでもないが、この基準すら、もはや操作的な印象を与える。人を人としてみなさないとの機能主義の問題は、たとえ人の行う臨床よりビッグデータのほうが勝ったとしても、最終的に、そして決定的に克服できない課題として永久に残るであろう。いいかえれば、ビッグデータは、人の存在そのものに敬意を払うことはない。だから、患児（クライエント）の存在そのものに敬意を払うことを忘れない者でありたい。また、操作的な手法で示された何かを、現実であると誤解すべきではないとの指摘を決して忘れないようにしたい。

DSM-5に対し、操作的に精神障害概念を設けすぎたため多くの「正常」にある人を疾患にしかねないとの批判がある[08]。どうやら、問題はさらに根深いようである。（児童）精神科医は、操作主義と賢く付き合いつつ、「正常」どころか、そもそも人を救わなければならない。

文献

[01] Engel GL: The clinical application of the biopsychosocial model. *Am J Psychiatry* 137; 535-544,1980.

[02] 井上令一、四宮滋子監訳「医師-患者関係と面接技法」『カプラン臨床精神医学テキスト 第2版・DSM-V-TR 診断基準の臨床への展開』1-18頁、メディカル・サイエンス・インターナショナル、2004年 (Sadock BJ, Sadock VA: *Kaplan & Sadock's Synopsis of Psychiatry: Behavioral Sciences/Clinical Psychiatry Ninth Edition*. Lippincott & Williams & Wilkins, 2003)

＊03 Simpson JA, Weiner ESC: *The Oxford English Dictionary Second Edition.* CLARENDON PRESS, 1989.

＊04 中井久夫、山口直彦『看護のための精神医学 第2版』2頁、医学書院、2004年

＊05 American Psychiatric Association: *DSM-5 Diagnostic and Statistical Manual of Mental Disorders 5th ed.* p.19-25, American Psychiatric Publishing, 2013.（高橋三郎、大野裕監訳『DSM-5 精神疾患の診断・統計マニュアル』19-25頁、医学書院、2014年）

＊06 井上勝夫「EBM医療と前EBM医療」『テキストブック児童精神医学』109頁、日本評論社、2014年

＊07 Van Peursen CA: *The Strategy of Culture: A view of the changes taking place in our ways of thinking and living today.* North-Holland Publishing Company, 1974.（遠藤弘訳『文化の動態―呪術・実体・操作主義からの解放』紀伊國屋書店、1977年）

＊08 アレン・フランセス（大野裕監修、青木創訳）『〈正常〉を救え―精神医学を混乱させるDSM-5への警告』講談社、2013年

補遺
臨床分水嶺日本語小辞典

長年心の臨床にたずさわっていて、患者、同伴者、患児とその保護者、あるいはクライエントの語る多くの話の中に、問い直さなければならない日常的な言葉が混ざりこんでいること、そしてその確認を怠ると大変な誤解を招きかねないのをつくづく実感している。心理職や児童福祉司、学校教員など専門職との情報交換の場ばかりでなく、精神科医や児童精神科医や心理職が集まって行う症例検討でも、あやふやな言葉がそのまま扱われ、議論が上滑りになるのを見ていると、とてもやるせなくなる。中には、「子どもがこう言った。この言葉はこの意味しかない」と強調する人もいる。こんなものは、言質をとったという安っぽい主張でしかないではないか。これでは、臨床も援助も良い方向に進展するはずがない。ときに、援助職本人の言葉もまた同様である。もちろん、自戒も込めて。

　そこで、ここでは、臨床で誤解を招きやすい言葉を拾い集めた。本来、このような作業は言葉のセンスのある賢い者数名が集まって行うべきである。だから、これはあくまで現段階での筆者の拙い試案にすぎない。願わくば、この辞典を足がかりに、臨床実践を積んで言葉を洗練させ、修正を重ねていってもらいたい。まことに、言葉とは危うく、移ろいやすいものである。

凡例

通 辞書の記載に近い通常の意味

臨 児童精神科臨床で使われることのある意味

『 』臨床での用例

稀 稀に臨床で使われる意味

解 解説

序

　臨床の言葉は、昔、人々の社会がまだ始まったばかりで、組織的医療の営みが定まっていないときに、相談や援助のための会話を自ずと始めてから伝わっているものかもしれない。それからこれまで、人の心の臨床の専門の道が興り、盛んになり、その流れが絶えることなく続く中で、患者が苦悩に耽ったときに治療者に自分の心境を述べる仲立ちとして言葉は役立ち、また、臨床の専門用語が増えて体系的にまとまってきたのはともかく、患者の気持ちを和らげる手段であり続けている。

　そうだからこそ、多くの心の臨床の大家は言葉を大切にし、洗練された言葉が各々の専門の立場で使われるようになったに違いない。その言葉では、徴候・症状・疾患の網羅が目指されているだろうし、患者が自分の思いを述べたその思いこそが漏れなく残っていないはずはない。そうではあるが、患者の言葉は、いくら集めても尽きることはなく、臨床で扱うべき素材はいくら取り上げてもなくなるはずもない。ところが、患者の語る生の言葉は、そのままの意味で受け止めると、ときに臨床判断の間違いの元となる。現実はえてしてそのようなものである。

　こういうわけで、患者・患児やその同伴者・クライエントが語った臨床で注意すべき言葉を、古い言葉、今の言葉を区別せず、高尚そうな言葉、ごく平易な言葉を選り好みすることなく、具体的度合いがわかりにくい言葉、曖昧に伝えられがちな言葉までもあまねく臨床現場で集めた。

　それらは、正確な意味を問い直さないと治療方針をまったく違う方向に変えかねない言葉たちである。まるで、空から降り来る雨水が異なる水系に分かれる場所（分水嶺）のようで、まさに臨床の方向が決まる分かれ目である。名付けて「臨床分水嶺日本語小辞典」とした。

あ行

いじめ　通人を虐げること。臨①立場の強い者が弱い者に行う心理的・物理的加害。②学校など義務的に集まる場所において、児童・生徒間で不可避的に生じる反道徳的対人関係。③児童・生徒が他児に行う集団無視、器物損壊、脅迫、暴力。解同様の行為は、大人であればハラスメントや犯罪に相当する。霊長類の階層形成生態を基盤に生じている可能性があるため、簡単に撲滅できるものではない。加害者によって巧妙に

被害者が口止めを強要されていることが少なくないため、いじめがなかったとは安易に断定できない。ちなみに、2013年、文部科学省によるいじめの定義は以下の通りになった。「『いじめ』とは、『児童生徒に対して、当該児童生徒が在籍する学校に在籍している等当該児童生徒と一定の人的関係のある他の児童生徒が行う心理的又は物理的な影響を与える行為（インターネットを通じて行われるものも含む。）であって、当該行為の対象となった児童生徒が心身の苦痛を感じているもの。』とする。なお、起こった場所は学校の内外を問わない。『いじめ』の中には、犯罪行為として取り扱われるべきと認められ、早期に警察に相談することが重要なものや、児童生徒の生命、身体又は財産に重大な被害が生じるような、直ちに警察に通報することが必要なものが含まれる。これらについては、教育的な配慮や被害者の意向への配慮のうえで、早期に警察に相談・通報の上、警察と連携した対応を取ることが必要である」。

いろいろ 🈲種類が多いさま。🈳①（援助者の）質問に対し、回答者の能力を超えるほど事態が複雑で、説明に困っているとの率直な表現。②診察や面接を拒否するとの婉曲な表明。🈯①であれば、「こんなことを漠然ときかれても返事に困るよね」などと声をかけ、まずは患者が悩んでいる心情を汲むのがよい。そのうえで、「○○とか？」などと例をあげるか、「できる範囲でいいから説明してみて」と励ますと話が進むことが多い。②なら、「今日はここ（病院や面接室）に来るつもりはなかったかもしれないね」などと声をかけ、診察や面接に対する抵抗感を汲むのがよい。しかし、それ自体うっとうしいと感じる患児もいる。

うつ 🈲気分がふさぐこと。🈳①気分または感情が短期間あるいは長期間沈んでいること。②思い悩むことがあって気力が衰えていること。③精神的に疲れていること。④体調不良によって気力が起きないこと。🈯「うつ」と「うつ状態」と「うつ病」は異なる。③、④をうつ病とするのは誤解であろう。

起きる 🈳①目が覚める。②起床する。🈯①と②は異なる。起立性調節障害などでは、それぞれの具体的時刻の確認が必要。

落ち込む　通くぼむ。低い所に落ちて入る。悪い状態にはまる。臨①困りごとにとらわれて思い悩む。②理由がないのに気分がふさいでいる、意欲が落ちている。③稀物事が自分の思い通りに進まないために苛立つ。『あいつと一緒にいると落ち込む』解①は不安、②は抑うつ気分の訴え。不安と抑うつは異なるので注意。

多い　通量や頻度がたくさんであるさま。臨①月に数回。②週に数回。③1日に数回。解具体的な頻度の確認が必須。

落ち着きがない　臨①じっとできない性質のために状況にそぐわず動き回る。②注意の集中が持続しない、注意散漫である。③不随意運動などのために体動が多い。④規範を重視する保護者や学級担任の指図どおりに子どもが行動しない。⑤強い不安のため、くつろげない。解③には、チック障害やアカシジアが含まれる。特に、処方されている薬の副作用は見逃さないように。④のように、評価する者の主観や価値観や大人の都合が入りやすいため、具体的に、どんな場面でのどんな様子を捉えての言葉なのか、いくつか例示してもらい確認すべき。⑤の場合、周囲の者に「落ち着きがない」と映るものは、かなり強い不安だと捉えたほうがよい。急性の不安と慢性の不安のふたつがある。

か行
変わりない　臨①前回と違った様子がなく無事である。②話題を広げたくないことの表明。③変化に気づいていないときの発言。解意味ある診察・面接にするためには、患者に何でもいいから具体的な話をしてもらう問いかけや工夫が必要。

気持ち悪い　臨①嘔気、吐き気がする。②急に立つとめまいがする。③言いようなく体調がよくない。④ある物事に対して嫌な感じがする。『きも』とも。解①～④の区別のためには別の言葉で言い換えてもらうことが必要だが、③の場合、「それは言葉にしにくい感じだね」との声掛けがよい（上手く表現できなかったもどかしさが軽減されるため）。

感情コントロール　臨①外的または内的刺激に対する興味、不安、恐怖、怒りなどの

補遺
臨床分水嶺日本語小辞典

直接的で強い感情的な反応をほどよい程度に押さえること。②子どもが、大人の予測や期待や都合通りに、感情反応を押さえること。**解**①がないと、育児困難の要因になりうる。②の場合は、大人の都合が子どもにとって理不尽でないかどうかを検討することが必要。

感情の起伏　**臨**①外的または内的要因による情動の変化。『感情の起伏が激しい』②気分障害における、うつ状態、躁状態、または混合状態などへの臨床像の変動。**解**「感情」がどの精神現在症のことを指しているのか確認が必要。

緊張　**通**はりつめてゆるみのないこと。関係の悪化。**臨**①身体の筋肉の持続的な収縮の傾向で、疲労する。②安心できず張り詰めた心境。**解**①か②か、両方かの確認が必要。

こだわり　**通**些細なことにとらわれること。**臨**①成長期の子どもが示す一時的な興味・関心の偏りや、大人から取り入れたルールの模倣や遵守。②自閉スペクトラム症にみられる、機能的・効率的でない無意味な拘泥。③強迫症状。**解**①と②は違うので、①をもって②のこだわりとしてはいけない。ただし、②は、自閉スペクトラム症の当事者でない者からみての無意味さであり、本人には何らかの意味があるものと推測される。たいがいは、予想と実際が同じとの、物事の安定性に安心を覚えるようである。なお、③では、強迫の構造の有無の確認が必要。

言葉の暴力　**臨**①言われた相手が深刻で不快に感じる一方的な言葉を継続的に浴びせられること。②お互い様の口喧嘩。**解**①と②は区別したほうがよい。

グレーゾーン　**臨**①自閉スペクトラム症の診断閾値下だが、自閉スペクトラム症でないと説明のつかない特性がある状態。②境界水準の知的障害、またはこれと①の両方。③その他、ある種の精神疾患の診断基準には満たないが、一定の特徴や精神症状が確認されている状態。④年齢が低く、あるいは生活環境がまだ広がらないために、種々の行動特徴が評価できず確定診断保留の状態。⑤評価、診断するには情報が不足して

いる状態での、拙速な説明の言葉。⑥評価、診断するための知識や経験がない状態での、拙劣な説明の言葉。

さ行

錯乱 通思考や感情が入り混じって混乱すること。臨①思考散乱や、せん妄。②精神運動興奮。解第1章を参照。

しびれ 臨①運動麻痺。②知覚の低下。③異常な知覚の症状。解神経学的にはまったく異質の①、②、③を、患者は「しびれ」との同じ言葉で表現するので区別が必要。

神経質 通こまごまと気に病む性質。臨①被害念慮、または被害妄想。②イライラした気分。③容易に不安になりやすい、緊張しやすい性質。または、持続的な不安症状。④強迫症状。⑤心気症状。⑥物事をなかなか決断できない性質。⑦過剰、または異質なこだわり。解意味が広いので、何に対してか、どんなふうにかの詳しい確認が必要。

少し 通ちょっと、わずか。臨非常に、とても。『少し頭が痛い』

死にたい 臨①今より、より良く生きたい。②消えてなくなりたい。③苦しみから逃れるために自殺したい。解死にたいと発言するときの気持ちは、①と②、③の間を大きく揺れ動いていると理解するとよいだろう。

そわそわする 臨①アカシジア（静座不能）。②レストレスレッグス症候群の訴え。③多発性の運動性チックの症状。④着座していても無駄に体動が多いこと。⑤安心、リラックスできないさま。解「そわそわ」は身体の状態にも心の状態にも使われるが、まずは身体の状態から考えたほうが、症状や薬の副作用や疾患の見逃しが減る。

た行

大丈夫 通しっかりしているさま。臨①経過が安定していて変わりがないことの表現。②治療・介入拒否の表明。

補遺
臨床分水嶺日本語小辞典

立ち歩き 通 立って歩くこと。臨 ①動きたい欲動が制御しきれず、意志を超えて立って歩くこと。②授業などが飽き飽きする内容のため、楽しいことを求めて立って歩くこと。解 ①か②か、よく区別したほうが臨床的。

たまに 通 頻度が非常に少ないさま。臨 ①年に数回。②月に数回。③週に数回。解 具体的な頻度の確認が必須。

だめ 通 してはいけないこと。臨 大人から見て、子どもを肯定的には評価しにくいこと、または評価が否定的なこと。『この子だめなんです』

だるい 通 ①疲労。②のろさ。③しまりのなさ。臨 ①身体的疲労。②身体的不調。③心理的・精神的疲労。④気力・意欲の低下。⑤いわゆるすねた心境から、投げやりな気分であることの表現。「だりぃ」とも。解 臨床では、どんな、そしてどの程度のだるさなのかの確認が必要。鑑別診断は、身体疾患から考えるべき。

手を出す 通 ①物事に関係を持つ。②叩く、殴る。③物を盗む。④異性と関係を作る。

友達 通 親しい交わりのある人。臨 ①親友。②同じ活動のメンバー。③関係の希薄な、単なる同級生。④本心では親しみを感じられていないが、とりあえず付き合いのある同年代の人。解 児童精神科臨床での「友達」は非常に多義的なので区別しておいたほうがよい。

トラウマ 臨 ①心的外傷体験。②主観的に不愉快な体験。解 トラウマが日常語化し、精神医学用語から意味が広がっているので、本当に①かどうかの確認が必要。

トラブル 通 いざこざ。厄介ごと。故障。解 トラブルと映った内容の詳細な確認が臨床評価に欠かせない。学校など、ある程度閉鎖的な場で生じたトラブルは、いきさつが正確に伝わらないことが多いので注意。

な行

二次障害 臨 いわゆる「発達障害」の特徴のある者が、一般の生活環境とのあいだで摩擦を起こすために、生じる心理・行動上の問題。解 二次障害は多様な意味を含むため、詳しい内容の確認が必須。「それは二次障害」で片付けるのは、臨床的ではない。

寝る前 臨 ①眠るすぐ前。②眠るずっと前。解 服薬のタイミングなどに使われる言葉だが、①や②の意味があるので、具体的な時刻を確認しておくことが必須。

は行

パニック 臨 ①急性の不安発作。②言語表出が困難な者の激しい行動・感情爆発による苦痛の表現。解 苦痛が限度を越えれば、②に至る可能性は誰にでもあるだろう。

発達障害 臨 ①知的障害。②学習障害。③注意欠陥多動性障害（注意欠如・多動症）。④広汎性発達障害、自閉スペクトラム症。⑤発達性協調運動障害。⑥稀 トゥレット症候群。解 意味が非常に広いので、「発達障害」を診断に用いてはいけない。

不安 通 危険を予期することにより生じる心配の感覚。臨 特定の対象をもたない恐れ。解 特定の対象を恐れる点で、恐怖と不安は異なる。したがって、何を恐れているのか、どうなるのを恐れているのか（これらは恐怖）、漠然と不安なのかを把握することは重要。さらに、気分の抑うつと不安の区別（あるいは併存の確認）も重要。

不安定 臨 ①意識の状態が安定していないこと。②知覚や思考の異常症状による軽度の精神運動興奮。③妄想気分。④気分の易変性。⑤強度の恐怖や不安。⑥行動や意志にまとまりのないさま。⑦気づかれていない希死念慮。解 このような漠然とした訴えのときは、詳しくその内容を確認するか一通り精神現在症を評価したほうが臨床的。

普通 通 ありふれたものであること。臨 ①本人の基準からみて、平常・通常であると映っているだけのこと、思い込んでいるだけのこと。『僕の親は普通です』②以前と

変わりがないこと。③問いかけに対する回答を煩雑と感じていることの表明。解 問診で「普通」ほど無意味な言葉はない。①の場合、どんな「普通」かを具体的に問い直すことが必須。

暴言 通 乱暴な言葉。解 具体的に、どんな言葉かの確認をしておいたほうがよい。とくに、同じ言葉でも受け手の感じ方は違うので、これも確認しておくとよい。

暴力 通 殴る、蹴るなど、身体的害を与える行為。解 具体的に、どんな行為なのかを確認しておいたほうがよい。特に子どもに身体的虐待をしている親との面接の場合は、子どもを殴るときと同じ力で面接室の机を叩いてもらうと、その勢いがわかる。

ぼーっとする 通 行うべき予定のない時間を何気なく過ごすこと。臨 ①脳や精神の疾患に基づく意識障害が観察された様子。②与えられた課題や刺激が気を向けるに値する内容でないため、子どもなどが空想に耽るのが観察された様子。

ま行

向き合う 臨 とにかく接する。『子どもに向き合う』解 抽象的かつ理念的な言葉なので、大抵の場合、言われた者は具体的に何をしてよいか困る。

迷惑行為 臨 誰かに厄介に思われる行為。解 具体的な内容の確認が必須。

問題行動 臨 誰かに問題視される行為。解 具体的な内容の確認が必須。

や行

夜 臨 ①夕方遅く。②午前0時より前。③午前0時過ぎから明け方近くまで。『夜、眠れない』解 意味が広いので、具体的に時刻を問うべき。

ら行

乱暴 「暴力」に同じ。

わ・を・ん

忘れた　臨①表現力が乏しい場合の返事。②説明するのに、内容が煩雑で面倒なことの表現。③忘却していること。解①か②の場合が多いので、なるべく患児に「忘れた」と言わせない問診の工夫が大切。

モノとコトとシルシ

湯川秀樹[01]によれば、20世紀の前半に物理学は革命的な発展を示した。その意味はふたつの面があるという。ひとつは、原子物理学の進歩で、核兵器が産み出され、人類社会のあり方に基本的な変更を強いるようになったことである。もうひとつは、学問自体の本質的な性格に関連している問題で、特に量子力学体系の特異性格が著しいという。そこでは、19世紀までの物理学・化学では物質とエネルギーだけと言ってよかったのに対し、相対論や量子論等の理論が非常に抽象化し、そこでは非常に抽象的な数学が偉力を発揮するようになった。その結果、理論物理学者が抽象的な数学のシンボル操作に一辺倒になったという。数学万能に陥る傾向である。これは警戒すべきで、物理学者としての主体性を失ってはならない。一方で、物理学が取り扱う対象を、物質とエネルギーに限ることをせずに、情報を対象に取り入れてゆくやり方は十分注目に値するものだともいう。

　ここで筆者が注目したのは、どうやら、世の中は、モノとコトだけでは済まないことである。このふたつにしか考えが及ばなかった[02]のは洞察が足りなかった。たとえば、電子は、原子の周りを運動するモノのように考えられる。電子はひとまず物質、つまり、モノである。一方、電子の運動の側面に注目すると、原子の周りを周っている、または、電子がスピンしている、動いていることという事象、つまりコトになる。ところが、量子力学の観点からいえば、電子を含めた量子系が取りうる量子状態を表すのは、シュレーディンガー方程式の解の波動関数になる。

関数は、コトでもモノでもなく、記号・シンボル・象徴・情報である。

　言葉もまた、シンボル・情報である。シンボルは英語、象徴は漢語なので、コトとモノに合わせるため「やまと言葉」にするなら、“シルシ”になるだろう。生き物にとって世の中にあるのは、モノとコトとシルシであった。

　湯川は、たとえばアインシュタイン Einstein A が、初めの時期は、具体的な物理現象の実感に近い思考実験から特殊相対性理論・一般相対性理論を導き出したのに対し、後年、宇宙方程式（正式にはアインシュタイン方程式）の数学偏重に傾いたことに批判的に言及している。静止宇宙モデルを前提としていたため、方程式に宇宙定数なる項も導入した。しかし、宇宙の膨張が発見されるに至り、後年、「人生最大の過ち」とアインシュタイン本人が後悔することになったのである。どうやら、モノ・コトから独り歩きしたシルシは危なっかしい。

　本書の第1章、精神現在症の数々の専門用語は、ともすれば言葉に拘りすぎていると倦厭されがちかもしれない。ところが、「臨床分水嶺日本語小辞典」では、診察や心理面接での何気ない日常的な言葉すら非常に注意が必要だと示した。これらは、結局、シルシの上手な扱い方を説明しているわけである。世の中がモノとコトとシルシでできているのであれば、子どもの心を扱う臨床の場でも、モノとコトに加えてシルシ（つまり言葉）とも上手くつき合っていきたい。さらに、専門用語の“シルシ”が独り歩きし始めたら、その危険になるべく早く気づきたいものである。

　さらに、考えたいのが、“意味”のことである。コトやモノの意味がまったくなくなると、おそらく人は生きている価値すら見失いかねないだろう。また、無意味なシルシは、そもそも不要である。逆に、意味が大きくなりすぎたりズレたりすると、これもまた人を苦しめることになる。人にとってそのようなモノの代表ですぐに思いつくのが、お金である。臨床の場合、いっとき過度に話題になる新薬もそうかもしれない。コトについては、創始者はわかっていたけれども、伝達や啓発の過程で劣化し内実を失って大衆化する“○○療法”がそうかもしれない（創始者がわか

っていたことを、伝達の受け手に上手く伝える努力をしているか、あるいは受け手が創始者の意図を上手く汲めればよいのだが）。"○○療法"が時代の要請に合わなくなった場合もそうである。また、新しく作られた未成熟な疾患概念も、そうかもしれない（これは時間が淘汰してくれるのだが）。そして、シルシについては、意味がよくわからない、曖昧で影響力ばかり帯びた専門用語、またはそのまがい物がそうかもしれない（このようなシルシも時間が経つと消えていくのだが、しぶとい場合もある）。これら暴走したモノ・コト・シルシによる臨床は、患者にとっては迷惑である。暴走なので、しっかり手綱を締めて対処するしかないだろう。

文献
＊01 　湯川秀樹「物質とシンボル」『湯川秀樹著作集』1巻（学問について）、205-211頁、岩波書店、1989年
＊02 　井上勝夫「モノとコト」『テキストブック児童精神医学』43-44頁、日本評論社、2014年

あとがき

　本書の執筆を終えて気づいたことがある。何かを述べるごとに、「ただし……」との文章がやや小うるさいほどに付いたことである。ただし書き、あるいは前提をいちいち書いたということである。何かを考えるとき、何かを述べるときは、どうやら一定の条件を押さえておくことが必須のようである。それはつまり、考える、あるいは述べる内容を支える枠組み、形式である（内容より形式が大切なことは本書の中で触れた）。どうやら、前提のないものは、どこか怪しいものである。まして、それが際限なく広がると、物事をとんでもない方向に導くことになるおそれがある。だから、何かを理解するときには、前提をしっかり捉えておきたい。また、何かを伝達するときも、前提を一緒に伝えるようにしたいものである。

　さて、本書の執筆を思い立ってまもなく、第18回日本小児精神医学研究会 Japanese Society of Pediatric Psychiatry（JSPP）の教育セミナー（2016年8月18〜21日、神戸大学）において、「初回面接の心得」の演題で、また、第57回日本児童青年精神医学会総会（会長・青木省三先生／川崎医科大学精神科学教室主任教授、2016年10月27〜29日、岡山）において、「精神医学体系に基づいた初回面接の心得・知識とその実践」の演題で教育講演を行う機会をいただいた。それまでぼんやりとしていた構想が、講演の演題を受けて本書の核へと成長した。講演に呼んでくださった方々と聴衆の皆様に改めてお礼を申し上げたい。

　なお、用語は、なるべく日本児童青年精神医学会の児童青年精神医学用語集（2016年）に準じた。

　本書の執筆にあたり、北里大学医学部精神科学の宮岡等主任教授から後押しをいただいた。また、北里大学医学部地域児童精神科医療学特任助教の神谷俊介先生、吉林利文先生には中堅児童精神科医の立場から、同特任助教の中島康輔先生には臨床心理士の立場から、それぞれ適切なご意見を賜った。そして、

日本評論社の小川敏明氏には、このたびも執筆に伴走していただいた。記して
感謝したい。

索引

数字

1.5-year-old checkup
→ 1 歳半健診
3-year-old checkup
→ 3 歳児健診
5-year-old checkup
→ 5 歳児健診

A

abulia → 無為
accessibility → 疎通性
act → 行為
acting out → 行動化
acute stress disorder
→ 急性ストレス障害
AD/HD　080
adolescent paranoia
→ 思春期妄想症
adrenaline reversal
→ アドレナリン反転
adynamia → 無力症
affect → 気分
agitation, not influenced
by external stimuli
→ 外的刺激の影響によらない
興奮
agoraphobia → 広場恐怖
allgemeine Amnesie
→ 全生活史健忘
allomnesia → 誤記憶
alteration of consciousness
→ 意識変容
alternating personality
→ 交代人格
altruism → 愛他主義
amentia → アメンチア
amnesia → 健忘
anorexia nervosa
→ 神経性無食欲症

anterograde amnesia
→ 前向健忘
anticipation → 先取り
anxiety → 不安
applied behavior analysis
（ABA）→ 応用行動分析
asceticism → 禁欲主義
aspect → 概観
attention → 注意
attention-deficit/hyper-
activity disorder
→ 注意欠如・多動症／注意
欠如・多動性障害
auditory hallucination
→ 幻聴
autochthonous idea
→ 自生思考
awareness of activity
→ 能動性意識
awareness of boundaries
→ 限界性意識
awareness of identity
→ 同一性意識
awareness of unity
→ 単一性意識

B

behavior → 行動
behavioral therapy
→ 行動療法
biopsychosocial model
→ 生物心理社会モデル
blocking of thought
→ 思考途絶
blocking → 途絶
bond → きずな
borderline intellectual
func-tioning
→ 境界線の知的機能
burn-out → 燃え尽き

C

catalepsy → カタレプシー
catatonia → 緊張病
chief complaint and its
related matters
→ 主訴とその関連
chief complaint → 主訴
circumstantiality → 迂遠
claim → クレーム
clinically significant　205
cluttering → 早口症
cocktail-party effect
→ カクテルパーティー効果
cognitive behavioral ther-
apy（CBT）→ 認知行動療法
comprehension → 了解
compulsive act → 強迫行為
consciousness → 意識
contact → 接触性
controlling → 統制

D

declarative memory
→ 陳述記憶
defense mechanism
→ 防衛機制
immature ——
→ 未熟な防衛機制
mature ——
→ 成熟した防衛機制
narcisstic-psychotic ——
→ 自己愛的精神病的防衛
機制
neurotic ——
→ 神経症的防衛機制
primitive ——
→ 原始的防衛機制
deliberate self-harm
→ 故意に自己を害する行為

delirium→ せん妄
delusion→ 妄想
　── of belittlement
　　→ 微小妄想
　── of control
　　→ させられ体験(作為体験)
　── of guilt→ 罪業妄想
　── of observation
　　→ 注察妄想
　── of persecution
　　→ 被害妄想
　── of poisoning
　　→ 被毒妄想
　── of poverty
　　→ 貧困妄想
　── of reference
　　→ 関係妄想
demand→ 要望
denial→ 否認
depersonalization/ derealiz-
　ation disorder
　→ 離人感・現実感消失症／
　　離人感・現実感消失障害
depersonalization→ 離人症
depressed mood
　→ 抑うつ気分
descent delusion
　→ 血統妄想
developmental history
　→ 発達歴
displacement→ 置き換え
disruptive mood dysregu-
　lation disorder
　→ 重篤気分調節症
dissociation→ 解離
dissociative disorders
　→ 解離症群／解離性障害群
dissociative identity dis-
　order
　→ 解離性同一症／解離性同
　　一性障害

distortion→ 歪曲
distractibility→ 転導性亢進
distress→ ディストレス
disturbance of conscious-
　ness→ 意識障害
Drang→ 心迫
drive→ 動因
drive→ 欲動
dual representation
　→ 二重表象
dysmorphophobia
　→ 醜形恐怖
dysphoria→ 不快気分

E

echolalia→ 反響言語
echopraxia→ 反響動作
ego autonomy→ 自我自律性
ego boundary→ 自我境界
ego function→ 自我機能
ego→ 自我
egorrhea symptoms
　→ 自我漏洩症状
elation→ 爽快(高揚)気分
emotion→ 感情
emotion-centered coping
　→ 情動中心型 コーピング
emotion-focused coping
　→ 情動中心型 コーピング
empathy→ 共感
episode memory
　→ エピソード記憶
erotomania→ 恋愛妄想
eustress→ ユーストレス
evidence-based medicine
　(EBM)→ エビデンスに基づ
　いた医療
exaltation→ 発揚気分
explanation→ 説明
expressive language dis-

　order→ 表出性言語障害
external object→ 外的対象
externalization→ 外在化

F

false memory
　→ フォールス・メモリー
false perception→ 妄覚
family dream
　→ ファミリードリーム
family history→ 家族歴
family structure & family
　history (mental/physical ill-
　ness)→ 家族構成・および家
　族歴(精神疾患／身体疾患)
fear of emitting body odor
　→ 自己臭恐怖
flashback→ フラッシュバック
flight of thought
　→ 観念奔逸
free walking/unaided
　walking→ 一人歩き

G

gender constancy
　→ ジェンダー恒常性
generalized anxiety disorder
　→ 全般不安症／全般性不安
　障害
Glasgow coma scale
　→ グラスゴー・コーマ・スケール
grimacing→ しかめ面
guilty feeling→ 罪責感

H

hallucination→ 幻覚
hand-over-hand gesture
　→ クレーン現象

hereditary predisposition
　→ 遺伝素因
history of present illness
　→ 現病歴
hopelessness → 絶望感
humor → ユーモア
hyperactivity → 多動
hypermnesia → 記憶増進
hyperthymia
　→ 爽快(高揚)気分
hypochondriacal delusion
　→ 心気妄想
hypochondriacal disorder
　→ 心気障害
hypochondriasis → 心気症
hypomnesia → 記憶減退

I

Ichbewusstsein → 自我意識
idealization → 理想化
idiot savant
　→ イディオ・サヴァン
illusion → 錯覚
imaginary audience
　→ 想像上の観客
imaginary companion
　→ イマジナリーコンパニオン
immediate memory
　→ 即時記憶
impulsive act → 衝動行為
inattention → 不注意
incentive → 誘因
incoherence → 思考(の)散乱
incoherence → 支離滅裂
incoherenet thinking
　→ 思考散乱
inhibition → 制止
　—— of thought
　→ 思考制止
insight (insight into disease)

→ 病識
intellectual developmental
disorder → 知的能力障害
intellectual disability
　→ 知的能力障害
intellectualization → 知性化
intelligence quotient (IQ)
　→ 知能指数
intelligence → 知能
internal object → 内的対象
internal working model
　→ 内的ワーキングモデル
interview → 面接
intrauterine growth retar-
dation(IUGR)
　→ 子宮内胎児発育遅延
introjection → 取り入れ
irritability → 易刺激性
irritable mood → 易怒的気分
isolation → 隔離

J, K, L

Japan coma scale
　→ 3-3-9度方式
Krankheitsgefühl
　→ 病感
life history
　→ 生活歴、生育歴(成育歴)
loosening of association
　→ 連合弛緩
loosing of thought
　→ 連合弛緩

M

major depressive disorder
　→ うつ病(DSM-5)／大うつ病
　性障害
mannerism → わざとらしさ
megalomania → 誇大妄想

memorization → 記銘
memory → 記憶
mental retardation
　→ 精神遅滞
mental status → 精神現在症
mixed state → 混合状態
mood (affective) disorder
　→ 気分(感情)障害
mood → 気分
motive → 動機
mutism → 無言症
mysophobia → 不潔恐怖

N

negativism → 拒絶症
neurasthenia → 神経衰弱
neurotic, stress-related
　and somatization dis-
　orders
　→ 神経症性障害、ストレス関
　連障害および身体表現性
　障害
nonsuicidal self-injury
　(NNSI)
　→ 非自殺的な自傷行為

O

object → 対象
　—— permanence
　→ 対象の永続性
　—— relation (s)
　→ 対象関係
observing ego → 観察自我
obsessional slowness
　→ 強迫緩慢
obsessive idea → 強迫思考
olfactory hallucination
　→ 幻嗅
oneiroid (dream-like) state

→夢幻様状態
opinion→意見
oppositional defiant disorder→反抗挑発症／反抗挑戦性障害
orientation→見当識
overvalued idea→優格観念

P

panic disorder
　→パニック症／パニック障害
paraphasia→錯誤
participant observation
　→関与しながらの観察
passive-aggressive behavior→受動-攻撃性行動
past history (past medical history)→既往歴
pathological dream state
　→意識変容
peer group conformity
　→仲間との適合性
perception→知覚
personal fable
　→パーソナルなお話
perspective-taking
　→視点取得
phenomenology→現象学
phobia→恐怖(症)
posttraumatic play
　→トラウマ体験の再現遊び
posttraumatic stress disorder (PTSD)
　→心的外傷後ストレス障害
posturing→姿勢保持
private speech→ひとり言葉
problem-focused coping
　→問題中心型コーピング
procedural memory
　→手続き記憶

projection→投影
projective identification
　→投影性同一視
propositional memory
　→命題記憶
pseudohallucination
　→偽幻覚
pseudologia fantastica
　→空想虚言症
pseudomnesia→偽記憶
psychomotor excitement
　→精神運動興奮
psychomotor inhibition
　→精神運動制止

R

rationalization→合理化
reaction formation
　→反動形成
recent condition→近況
recent memory→近時記憶
regression→退行
remember→追想
remote memory→遠隔記憶
representation→表象
repression→抑圧
retention→保持
retrograde amnesia
　→逆向健忘

S

schizoid fantasy
　→シゾイド幻想
self-injurious behavior
　→自傷行為
self-awareness→自己認識
self-concept→自己概念
self-efficacy→自己効力感
self-esteem→自己評価

self-esteem→自尊心
self-harm behavior
　→自傷行為
self-injury→自己損傷
self-mutilation (self-mutilative behavior)→自傷行為
self-poisoning
　→非致死性の有害物質の自己摂取
self-worth→自己価値
semantic memory
　→意味記憶
sensation→感覚
sensory distortion
　→知覚変容
sensory memory→感覚記憶
separation anxiety
　→分離不安
　── disorder→分離不安症／分離不安障害
serial subtraction test 030
sexualization→性的特徴化
shading skills
　→シェイディングスキル
short-term memory
　→短期記憶
sign→徴候
social anxiety disorder (social phobia)
　→社交不安症／社交不安障害(社交恐怖)
　── of childhood→小児期の社会性[社交]不安障害
social phobias
　→社会[社交]恐怖[症]
social referencing
　→社会的参照
somatization→身体化
splitting→分裂
state anxiety→状態不安
stereotypy→常同症

stranger anxiety→人見知り

stress→ストレス

stressor→ストレッサー

stupor→昏迷

sublimation→昇華

suicidal behavior disorder
　　→自殺行動障害

suicide idea
　　→希死念慮(自殺念慮)

suppression→抑制

survivor guilt
　　→生き残ったことの罪悪感

symptom→症状

syndrome→症候群

T

talkativeness→多弁

temper outburst
　　→かんしゃく(発作)

temper tantrum
　　→かんしゃく(発作)

the sensory profile
　　→感覚プロファイル

thinking→思考

thought broadcasting
　　→思考伝播

thought insertion
　　→思考吹入

thought withdrawal
　　→思考奪取

trait anxiety→特性不安

transitional object
　　→移行対象

twilight state→もうろう状態

two-word sentence
　　→二語文

V, W

visual hallucination→幻視

Wahneinfall→妄想着想

Wahnstimmung→妄想気分

Wahnwahrnehmung
　　→妄想知覚

waxy flexibility→蝋屈症

will→意志

working memory
　　→ワーキングメモリ

worthlessness→無価値感

あ行

愛他主義　085

アドラー　Adler A　091

アドレナリン　154

アドレナリン反転　154

アメンチア　027

アリピプラゾール　154

生き残ったことの罪悪感　075

意見　174

移行対象　051

意志　079

意識　025

　　限界性――　087

　　単一性――　087

　　同一性――　087

　　能動性――　087

　　――狭縮　026

　　――混濁　026

　　――障害　026

　　――変容　026, 028

1歳半健診　156

イディオ・サヴァン　040

遺伝素因　151

遺伝負因　151

イマジナリーコンパニオン
　　　　　　　　　　063, 170

ウィニコット　Winnicott DW
　　　　　　　　　　　　051

ウェクスラー　Wechsler D
　　　　　　　　　　　　037

迂遠　055

うつ病(DSM-5)／大うつ病性障
　　害　067

易刺激性　070, 074

エビデンスに基づいた医療
　　　　　　　　　　　204

応用行動分析　081

置き換え　084

か行

概観(外観)　023

外在化　084

外的対象　051

解離　084

解離症群／解離性障害群
　　　　　　　　　　　088

解離性同一症／解離性同一性
　　障害　088

カクテルパーティー効果　046

隔離　084

家族構成・および家族歴(精神疾
　　患／身体疾患)　152

家族歴　150

カタレプシー　080

カナー　Kanner L　116

感覚　050

　　――プロファイル　050

かんしゃく(発作)　070, 170

感情　064

観念奔逸　054

関与しながらの観察　025

既往歴　153

記憶　039

　　意味――　043

　　エピソード――　043

　　遠隔――　042

　　仮性――→偽記憶

　　感覚――　042

　　近時――　042

　　作動――→ワーキングメモリ

宣言 ──→陳述──
即時 ── 042
短期 ── 042
陳述 ── 042
手続き ── 042
命題 ── 042
──減退 039
──増進 039
──変容→誤記憶
偽記憶 041
偽幻覚 045
希死念慮（自殺念慮） 094
きずな 168
気分 064
易怒的 ── 074
爽快（高揚）── 068
発揚 ── 068
不快 ── 070
抑うつ ── 069
気分（感情）障害 067
記銘 039
境界線の知的機能 038
共感 169
急性ストレス障害 039
強迫
──観念→強迫思考
──緩慢 061
──行為 061
──思考 060
恐怖（症） 071
醜形 ── 074
広場 ── 074
不潔 ── 074
拒絶症 080
近況 163
緊張病 080
禁欲主義 085
空想虚言症 119
グラスゴー・コーマ・スケール
026, 029
クレーム 194

クレーン現象 156
ケースフォーミュレイション
126
幻覚 045
仮性 ──→偽幻覚
出眠時 ── 045
入眠時 ── 045
幻視 047
幻嗅 047
現象学 014
幻声
会話形式の ── 046
注釈 ── 046
幻聴 046
批評性 ── 046
見当識 033
現病歴 157
健忘 040
逆向 ── 040
前向 ── 041
全生活史 ── 041
故意に自己を害する行為 095・
行為 079
衝動 ── 079
考想
──化声 046
──吹入→思考吹入
──奪取→思考奪取
──伝播→思考伝播
交代人格 088
行動 079
──化 083
──制止 080
──療法 081
外的刺激の影響によらない興奮
080
合理化 084
誤記憶 041
5歳児健診 156
混合状態 069
昏迷 031, 080

さ行

罪業感 → 罪責感
罪責感 069
先取り 085
錯誤 030
させられ体験（作為体験） 088
錯覚 045
サリヴァン Sullivan HS 025
3歳児健診 156
3-3-9度方式 026
シェイディングスキル 171
ジェンダー恒常性 170
自我 090
観察 ── 090
──意識 087
──機能 090
──境界 090
──自律性 090
──漏洩症状 088
しかめ面 081
子宮内胎児発育遅延 155
思考 053
──（の）散乱
027, 030, 055
──吹入 060
──奪取 060
──制止 055
──伝播 060
──途絶 055
──奔逸→観念奔逸
自己
──概念 171
──価値 171
──効力感 086
──損傷 095
──認識 169
──評価 090
自己臭恐怖 047
自己臭症→自己臭恐怖
自殺行動障害 094

思春期妄想症 047
自傷行為 094
　非自殺的な—— 094
自生思考 060
姿勢保持 080
シゾイド幻想 083
自尊心 171
実体意識性 046
視点取得 172
支配観念 → 優格観念
社会［社交］恐怖［症］ 076
社交不安症／社交不安障害（社
　交恐怖） 072
就学前学習 156
重篤気分調節症 067
主訴 148
　——とその関連 150
受動-攻撃性行動 083
シュナイダー Schneider K の一
　級症状 046
昇華 085
症候群 023
症状 023
常同症 080
情動中心型 コーピング 171
小児期の社会性［社交］不安障
　害 074
常用薬物 154
支離滅裂 055
心気症 083
心気障害 060
神経衰弱 069
神経症性障害、ストレス関連障
　害および身体表現性障害
　　　　　　　　　　067
神経性無食欲症 059
身体化 083
心的外傷後ストレス障害
　　　　　　　　039, 129
心迫 079

行為心迫 079
ストレス 087
ストレッサー 087
生育歴（成育歴） 155
生活歴 155
制止 084
精神運動興奮 080
精神運動制止 080
精神現在症 014
精神遅滞 038
性的特徴化 084
生物心理社会モデル 197
接触性 091
絶望感 069
説明 057
セリエ Selye H 087
前 EBM 206
全般不安症／全般性不安障害
　　　072
せん妄 027
想起 → 追想
想像上の観客 172
疏通性 091

た行

退行 083
対象 050
　——関係 051
　——の永続性 168
多動 079
多弁 079
知覚 043, 050
　——変容 045
知性化 084
知的障害 → 精神遅滞
知的能力障害 038
知的発達症／知的発達障害
　→ 知的能力障害
知能 037
知能指数 038

注意 095
注意欠如・多動症／注意欠如・
　多動性障害 079
徴候 022
追想 039
ディストレス 087
転導性亢進 096
動因 079
投影 082
投影性同一視 082
動機 079
統制 084
トゥレット Tourette 症候群
　　　　　　　　151, 153
途絶 083
トラウマ体験の再現遊び 039
取り入れ 083

な行

内的対象 051
内的ワーキングモデル 152
仲間との適合性 172
二語文 156
二重表象 170
認知行動療法 081

は行

パーソナルなお話 172
把持 → 保持
発達支援 202
発達のマイルストーン 166
発達歴 155
パニック症／パニック障害
　　　　　　　　　　072
早口症 056
ハルトマン Hartmann H
　　　　　　　　　　090
反響言語 081
反響動作 081

反抗挑発症／反抗挑戦性障害 067
バンデューラ Bandura A 086
反動形成 084
ピアジェ Piajet J 049
被影響体験 088
被害念慮 059
非致死性の有害物質の自己摂取 095
人見知り 155
一人歩き 155
ひとり言葉 170
否認 082
ビネー Binet A 037
病感 092
病識 091
表出性言語障害 056
表象 050
ファミリードリーム 063
不安 071
　状態―― 072
　特性―― 072
フェアバーン Fairbairn WRD 051
フォールス・メモリー 041
不注意 096
物質使用 154
フラッシュバック 039
フロイト Freud S 032, 090
分離不安 168
　――症／――障害 072
分裂 082
ベアレス Beres D 090
防衛機制 081
　原始的―― 082
　自己愛的精神病的―― 082
　神経症的―― 084
　成熟した―― 085
　未熟な―― 083

ボウルビィ Bowlby J 152
保持 039
ポスト・トラウマティック・プレイ
　→トラウマ体験の再現遊び

ま行

マクマーティン保育園裁判 119
無為 079
無意識 032
無価値感 069
夢幻様状態 027
無言症 080
無力症 069
メチルフェニデート 151
　――徐放剤 153
面接 173
妄覚 045
妄想 056
　一次―― 057
　関係―― 058
　血統―― 058
　誇大―― 058
　罪業―― 058
　罪責――→罪業妄想
　心気―― 058
　注察―― 057
　二次―― 057
　被愛――→恋愛妄想
　被害―― 057
　微小―― 058
　被毒―― 057
　貧困―― 058
　恋愛―― 058
　――気分 057
　――知覚 057
　――着想 057
もうろう状態 027
燃え尽き 069
問題中心型コーピング 171

や行

誘因 079
優格観念 059
ユーストレス 087
ユーモア 085
要望 166
抑圧 084
抑制 085
欲動 079

ら行

離人感・現実感消失症／離人感・現実感消失障害 088
離人症 087
　外界意識―― 088
　身体意識―― 088
　内界意識―― 088
リスペリドン 154
理想化 082
了解 057
ルビンの壺 025
レヴィ Levi L 087
連合弛緩 055
蝋屈症 080

わ行

ワーキングメモリ 043
歪曲 082
わざとらしさ 080

いのうえかつお
井上勝夫

北里大学医学部地域児童精神科医療学特任准教授

1965年生まれ。1996年、山形大学大学院医学研究科卒業。南陽市立総合病院、米沢市立病院、北里大学医学部精神科学助手を経て、現職。医学博士、精神科専門医・指導医、日本児童青年精神医学会認定医、日本小児精神神経学会認定医、子どものこころ専門医、臨床心理士。専門は児童精神医学。
単著に『テキストブック児童精神医学』(日本評論社)。共著に市川宏伸、内山登紀夫、広沢郁子編集『子どものこころのケア』(永井書店)、齊藤万比古編集『子どもの心の診療シリーズ1 子どもの心の診療入門』(中山書店)、神尾陽子編集『成人期の自閉症スペクトラム診療実践マニュアル』(医学書院)ほか。分担翻訳にマイケル・ラター、エリック・テイラー編『児童青年精神医学』(明石書店)、パスカル・アカルド、バーバラ・ホイットマン編『発達障害辞典』(明石書店)。

テキストブック児童精神科臨床

2017年9月25日	第1版第1刷発行
2021年10月25日	第1版第2刷発行

著者　井上勝夫　いのうえ かつお

発行所　株式会社 日本評論社

　　　　〒170-8474 東京都豊島区南大塚3-12-4

　　　　電話：03-3987-8621［販売］ 03-3987-8598［編集］

　　　　振替：00100-3-16

印刷　精文堂印刷株式会社

製本　牧製本印刷株式会社

カバー＋本文デザイン　粕谷浩義

検印省略

ⓒ K.Inoue 2017 Printed in Japan ISBN978-4-535-98446-2

JCOPY 〈(社)出版者著作権管理機構 委託出版物〉

本書の無断複写は著作権法上での例外を除き禁じられています。複写される場合は、そのつど事前に(社)出版者著作権管理機構(電話03-5244-5088、FAX03-5244-5089、e-mail:info@jcopy.or.jp)の許諾を得てください。また、本書を代行業者等の第三者に依頼してスキャニング等の行為によりデジタル化することは、個人の家庭内の利用であっても一切認められておりません。

テキストブック児童精神医学
井上勝夫｜著

援助職から医学生まで児童思春期に携わるすべての人へ。基礎と実践のコツをコンパクトにまとめた「使える」教科書。
● A5判 ●定価2,530円（税込） ● ISBN978-4-535-98408-0

精神医学ハンドブック［第7版］ 医学・保健・福祉の基礎知識
山下 格｜著

精神科の診断と治療・支援のあり方、国際診断基準の特徴と利点・注意点について詳解する。定評ある基礎書の最新版。
● A5判 ●定価2,530円（税込） ● ISBN978-4-535-98333-5

日評ベーシック・シリーズ
［新版］精神科治療の覚書
中井久夫｜著

「医者ができる最大の処方は希望である」。すべての臨床家に向けられた基本の書。待望の新版化！
● A5判 ●定価2,530円（税込） ● ISBN978-4-535-80651-1

日評ベーシック・シリーズ
子どものメンタルヘルス事典
清水將之｜著

児童精神科医療＝子ども臨床の日常業務に役立てる目的で書き下ろされたエンサイクロペディア。
● A5判 ●定価2,200円（税込） ● ISBN978-4-535-80652-8

http://www.nippyo.co.jp